科学出版社“十四五”普通高等教育本科规划教材

普通高等教育“十一五”国家级规划教材

中医药拉丁语

第 5 版

杜　勤　主编

科学出版社

北　京

内 容 简 介

本教材是第5版，是普通高等教育“十一五”国家级规划教材，是科学出版社“十四五”普通高等教育本科规划教材之一。全书由全国20余所高等医药院校长期从事医药拉丁语教学的一线教师根据现代教学和工作实际需要，在对第4版教材内容进行修订和完善的基础上，共同完成了本教材的修订编写工作。全书内容共分四部分，详细介绍了拉丁语的语音、语法、命名和处方等，并配有相关语音及各课生词的读音音频、PPT、微课视频等。

本教材内容简练，重点突出，便于精讲，方便学生学习、巩固、复习和提高。本教材适合全国高等医药院校中医学、医学、中药学、药学等各类专业的本、专科学生及研究生使用，也可作为医药界工作人员的参考用书。

图书在版编目(CIP)数据

中医药拉丁语 / 杜勤主编．—5版．—北京：科学出版社，2023. 6
科学出版社“十四五”普通高等教育本科规划教材
ISBN 978-7-03-071093-2

Ⅰ. ①中… Ⅱ. ①杜… Ⅲ. ①中国医药学-拉丁语-高等学校-教材 Ⅳ. ①R2

中国版本图书馆CIP数据核字(2021)第261264号

责任编辑：郭海燕 / 责任校对：申晓焕
责任印制：赵 博 / 封面设计：蓝正设计

科学出版社 出版
北京东黄城根北街16号
邮政编码：100717
http://www.sciencep.com
三河市宏图印务有限公司 印刷
科学出版社发行 各地新华书店经销
*
2004年8月第 一 版 开本：787×1092 1/16
2023年6月第 五 版 印张：12 1/2
2023年6月第二十一次印刷 字数：223 000

定价：59. 80元

（如有印装质量问题，我社负责调换）

《中医药拉丁语》(第5版)
编　委　会

主　编　杜　勤

副主编　杨耀文　罗光明　王光志　罗晓铮

编　委　(按姓氏汉语拼音排序)

白贞芳(北京中医药大学)　车苏容(福建中医药大学)
董　琳(宁夏医科大学)　杜　勤(广州中医药大学)
方清影(安徽中药大学)　高德民(山东中医药大学)
李海宁(云南中医药大学)　李　明(广东药科大学)
李　萍(广西中医药大学)　李　硕(甘肃中医药大学)
林　莺(滨州医学院)　刘阿萍(陕西中医药大学)
刘　伟(广西医科大学)　刘　炜(山西中医药大学)
刘湘丹(湖南中医药大学)　罗光明(江西中医药大学)
罗晓铮(河南中医药大学)　马　琳(天津中医药大学)
齐伟辰(长春中医药大学)　童　毅(广州中医药大学)
王光志(成都中医药大学)　王　卉(辽宁中医药大学)
王利国(广州中医药大学)　吴兰芳(河北中医药大学)
谢海龙(黑龙江中医药大学)　杨耀文(云南中医药大学)
张桂芳(广州中医药大学)　张宏意(广东药科大学)
张　瑜(南京中医药大学)

第 5 版前言

拉丁语是生物学界和医药卫生界的国际学术用语,是医药卫生工作者和研究者必备的基本知识之一,中医药拉丁语课程是高等中医药院校的基础课程之一。

《中医药拉丁语》第 1 版教材出版于 2004 年,于 2008 年进行全面的修订、补充和完善,编写出版了第 2 版教材,参编院校增加到 14 个,扩大了编者队伍,提高了编写质量,被使用院校一致认为编写内容科学、举例合理、练习难度适中,适合高等院校相关专业学生学习使用。第 2 版教材被教育部评为普通高等教育“十一五”国家级规划教材;第 3 版教材参照《中华人民共和国药典》(2010 年版,一部)对中药材、饮片等拉丁名命名规则的调整进行相应的修订、校正,教材增设中医药拉丁语模拟试卷 9 套,并且后附参考答案,试卷将中医药拉丁语考试常见题型全部列出,以供教师出题参考及学生反复实践掌握。第 4 版教材增设了相关语音及各课生词的读音音频(由广州中医药大学雷碧华同学朗读),方便学生进行跟读练习。第 5 版教材是在前 4 版教材的基础上修订出版的,参编院校增加到 23 个,教材增设了各课多媒体课件 PPT 和微课视频,方便学生利用碎片化时间进行反复学习,增强学习效果。

本教材以党的二十大精神“自信自强,守正创新,踔厉奋发,勇毅前行”为指导思想,立足基础,从实践出发,体现时代性,把握规律性,富于创新性,注重理论联系实际,对教材知识体系和结构安排进行整体优化,进一步加强顶层设计和组织管理,坚持立德树人根本任务,力求构建适应中医药教育教学需求的教材体系,更好地服务人才培养和学科建设,促进中医药教育创新发展。

本教材融汇了《中华人民共和国药典》、《药用植物学》、《中药鉴定学》、《药理学》、《中药药剂学》等著作中所需的中医药拉丁语基础知识,并配备大量练习,学练结合,利于提高学习效率。本教材的特点是:内容丰富,条理清晰,叙述明确,应用面广,具有很强的实用和推广价值,对培养中医药复合创新型人才以及对中医药走向世界、中医药现代化发展将起到推进作用。

本教材是高等中医药院校中药学、药学、中药资源与开发、制药工程、生物制药、中药经营与管理、中医学、医学、中医护理学、中医针灸推拿、中医学八或九年制、中医美容等专业的本科生、专科生、研究生等各层次学生学习拉丁语的教材,也可作为中医药工作者和其他相关专业人员的学习参考书。希望第 5 版教材的修订出版能够对中医药拉丁语教学研究工作的科学化、现代化、规范化带来更多的参考和启迪。

杜　勤

2023 年 1 月

第1版前言

拉丁语是生物学科的学术语言。

拉丁语被广泛地应用于植物学、中药学、中医学、药理学、药剂学、生理学、解剖学、病理学、微生物学等学科；各国药典都普遍使用拉丁语来注明学名；为了便于交流和避免差错，国际只通用以拉丁语开写的处方。

我国的中医药资源极为丰富，中医药用于治疗疾病已有几千年的历史，在世界上一直享有盛誉。在对中医药的研究、开发、生产、销售及贸易等诸多环节中，需要用拉丁文来准确地标定中医药的各种名称和特定术语，以达到国内、国际的学术交流、相互学习。

随着教学改革的深入发展，对拉丁语教学的规范化、科学化有了新的要求。我们总结了从事拉丁语一线教学教师的工作经验，根据中医药各专业学生的实际教学需要，编写了《中医药拉丁语》教材，将中药、药学、中医等专业所需的拉丁语基础知识融汇于本书之中，以供中医药各专业学生学习使用。

本教材主要介绍了中医药拉丁语的基础语音知识和语法知识，常用的命名原则和处方书写原则。为了方便教学，将上述内容分为4部分15节，以使重点突出，便于精讲；同时为了使学生及早熟悉并积累词汇，在每节首设有“单词”栏，词汇的选择均与医药相关；为使学生多练，每节后均设有大量练习题，每部分之后设有小结和复习题，以供学生反复实践，快速掌握所学内容；为帮助学生专业课的学习和今后在工作中进一步提高打下基础，教材同时选编了一些与中医药学相关的课文，以供大家阅读参考。

本教材的编写分工如下：

杜勤老师（广州中医药大学）负责绪论、第二部分第二节、第五节，第三部分第一至第四节，附录三；

刘春玲老师（广州中医药大学）负责第一部分第一至第三节，第四部分第一节；

杨耀文老师（云南中医学院）负责第二部分第一节、第三、四节；

王振华老师（广州中医药大学）负责附录一、附录二及全文的计算机录入工作；

罗光明老师（江西中医学院）负责第一部分第四节、第四部分第二节。

由于编写时间仓促，加之编者水平有限和经验不足，书中可能存在一定的疏漏，恳请读者批评指正。

编　者

2004年4月

目　　录

绪　　论

第一部分　语音(Phonatio)

第二部分　语法(Grammatica)

第三部分 命名（Locutiones Latinae Usitatae）

第四部分 处方（Praescriptio）

绪　论

格言（Proverbium）

不懂拉丁语，医道实难通。（Invia est Medicinae Via sine Lingua Latina.）

根据中华人民共和国卫生部有关规定，全国高、中级医药院校将拉丁语列为医药专业的基础课程。拉丁语是医药卫生学界的国际学术用语，因此它是医药卫生工作者必须具备的基本工具之一。

一、语言及其种类

语言，视为人类的伴生物，即从有人类以来，便有了语言产生的基础，而哪里有语言，哪里就必定有人类或人类的踪迹。在人类成长的漫长岁月中，语言的发展无论是从抑扬顿挫的声音到简单句子的形成，也无论是从原始语言符号的记载到音、字、形的固定，还有从基础语音到严格语法的应用，都与石器、铜器和铁器的使用一样，对人类的文明起过重大作用。

尔后，由于人们思维的结果，再加上科技、贸易、战争等因素的影响，在地球上便出现了不同年代、地域、民族的语言。在这些庞大的语言体系中，现代语言学家为了研究的方便，便把它们按照各自不同的语法结构特点归为两大类：

（1）分析性语言，其语法结构特点为：词与词之间的语法关系主要是借助构形词与词序来表达，如英语、汉语。其中，英语的分析形式集中体现在构形词上，汉语的分析形式集中体现在词序上。

（2）综合性语言，其语法结构特点为：词与词之间的语法关系主要是借助词尾的变化来表达，如拉丁语、俄语。

二、拉丁语的由来

拉丁语（Lingua Latina）属印欧语系意大利语族。最早是居住在亚平宁半岛台伯河畔拉丁地区附近（Latium，现意大利罗马附近）的拉丁部族使用的语言。

公元前753年，拉丁族建立了罗马城，罗马即成为他们的商业、政治、文化中心。尔后随着军事、政治方面的发展，罗马不断对外进行侵略战争，使其版图不断扩大，成为称霸于地中海沿岸欧亚非三大洲的罗马帝国。拉丁语成为罗马帝国的官方语言（通用语言）。

公元前120至前80年，是拉丁语文学的全盛时期，在这一时期内，有不少著名的作

笔记栏

家、诗人和政治家如恺撒、西塞罗、维吉尔、奥维特、贺拉斯等,用拉丁语写下了许多不朽的著作,这些作品对今天欧洲的文化有极大的影响;在自然科学方面也留下不少名著,如 Plinius 的《博物志》,Celsus 的《医书八卷》,Hippocrates 的《内外方脉》,流传至今,在科学、医药学领域仍然有极大的参考价值。

公元 5 世纪(476 年),罗马帝国灭亡,原为罗马帝国统治的各地区人民,以本地区的方言结合拉丁语,形成了各自的语言,如意大利语、罗马尼亚语、法语、葡萄牙语、西班牙语等,从而取代了拉丁语。

罗马帝国灭亡后,拉丁语不再作为社会交流的工具。但直到中世纪,拉丁语仍是欧洲各国学校、科学、文学及教会、立法和民族间的外交用语,大多数科学著作也是用拉丁语写成的。文艺复兴时期和公元 18 世纪以前,世界许多著名学者、科学家如培根、洛克、杰尔卡特、维查利、哥白尼、伽利略、牛顿、林奈等都用拉丁语写下了他们的著作。近代伟大的革命导师卡尔·马克思的博士论文就是用拉丁语书写的。列宁在他的著作中也常引用拉丁语的格言和成语。我国明代伟大的医药学家李时珍编著的《本草纲目》,就曾被译成拉丁语,流传世界各地。

如今,除了梵蒂冈外,拉丁语作为日常用语已经不再使用。

但是,由于拉丁语词汇中有着丰富的构词词素,可以构成新的科学术语,而且拉丁语语音明确固定,语法结构严谨,词义确切清晰,因此,在许多领域,特别是学术界,为了便于国际上的交流,拉丁语仍被继续沿用,现已成为许多学科使用的国际学术用语。

1895 年世界各国医学工作者共同作出了以拉丁语作为医药学界国际通用语的决定,规定医药名称和处方均需用拉丁语书写。

目前,世界上许多国家的药典与药物学专著对所列药物大多标注了拉丁语名称,如《中华人民共和国药典》一部的中药名后附有拉丁名。

在生物学领域中,动物及植物的形状特征要用拉丁语来描述,有关这方面的论文在国内外杂志上发表时,一般要求用拉丁语来书写。

三、学习拉丁语对中医药学的重要意义

1. 正确鉴定中药材的原动植物,便于国际的学术交流

中药包括植物药、动物药、矿物药。植物名、动物名在国际上均采用以拉丁语命名的学名作为国际统一名称。矿物药的化学元素名也是以拉丁语命名作为国际统一的名称。

由于世界上各国语言文字的差异,同一种植物或同一种动物在不同的国家,甚至同一国家的不同地区都有其习用的名称,极易产生同名异物或同物异名的混乱现象。例如,益母草,东北叫坤草,江苏部分地区叫田芝麻,浙江叫解胡麻,四川叫青蒿,广东叫红花艾,广西叫益母菜,青海叫千层塔,云南叫透骨草。其他国家也有不同叫法。这对于中药材的国内、国际交流都是不利的。益母草的拉丁学名是 *Leonurus japonicus* Houtt.,注上这个学名,就是指益母草这种植物,不会发生混乱,学术界就可以进行交流。

2. 正确掌握中药及其制剂的命名规则

中药拉丁名包括:中药原动植物的拉丁学名和中药材的拉丁名。原动植物的拉丁学名能反映出该动植物的科、属、种、定名人等信息,中药材的拉丁名则能反映出该药材的

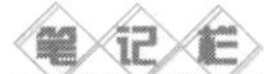

入药部位及动植物名。如：

Panax ginseng C.A.Mey.　人参　　Ginseng Radix et Rhizoma　中药材人参

Ginkgo biloba L.　银杏　　Ginkgo Semen　白果

药物在临床使用前须制成适合于医疗或应用的剂型，如丸剂、片剂、胶囊、酊剂、注射液等。中药制剂类药物是指以中药为原料，根据药典或其他处方，应用药学方法制成的具有一定剂型和规格的药剂。我国生产的一些中成药，在容器上也注明了拉丁语名称，这就便于我们的中药制剂进一步走向世界。如：

Tabellae Apocyli Veneti Compositae　复方罗布麻片

Tabellae Andrographitis　穿心莲片

Tinctura Zingiberis　姜酊

3. 正确掌握处方规则

处方是医师根据病情需要为病人开写的药方，也是药剂人员发药、配药和病人取药的书面凭证。处方是重要的医疗文件，它直接关系到患者的生命健康和医疗效果，处方又是处理医疗纠纷或医疗事故的重要凭证，具有一定的法律意义。

为了便于交流和避免差错，国际只通用以拉丁语开写的处方。

此外，发表新的生物种必须用拉丁语描写其形态特征。

国家卫生部将拉丁语列为高等、中等院校的专业基础课、必修课，作为中医药工作者应该掌握好这一工具。

四、学习方法

拉丁语虽是一门专业基础课，同时又是一门外语课，因此在教学过程中，应遵循学习外语的一般规律：由浅入深，循序渐进；又要贯彻理论联系实际的原则，密切结合命名方法和中医药学术语，以达学以致用物的目的。这就要求在学习拉丁语时，以语音为基础，学会必要的语法规则，熟记常用词汇，进而掌握各类药物的命名方法和开写、认读处方的拉丁语知识。在平时的学习中应多读多写、多记多背、分类比较、课前预习、课后复习、做作业，加深记忆，确切掌握，正确运用。

拉丁语在医药科学领域中占有如此重要的地位，广大中医药卫生工作者都应学会应用这一语言工具，在工作实践中，为发展我国中医药卫生事业、促进中医药的国际学术交流和中医药现代化发展作出贡献。

绪论 PPT

第一部分　语音（Phonatio）

第一节　字母与发音

一、拉丁语字母表

拉丁语为拼音文字，词是由字母构成，如：radix 根由字母 r，a，d，i，x 组成；acidum 酸由字母 a，c，i，d，u，m 组成。拉丁语字母共有 26 个，每个字母有一个名称（表 1-1）。

表 1-1　拉丁语字母表（alphabetum Linguae Latinae）

顺序	印刷体		名称音（国际音标）	发音（国际音标）
	大写	小写		
1	A	a	[aː]	[aː]
2	B	b	[be]	[b]
3	C	c	[tʃe]	[k]或[tʃ]
4	D	d	[de]	[d]
5	E	e	[e]	[e]
6	F	f	[ef]	[f]
7	G	g	[dʒe]	[g]或[dʒ]
8	H	h	[haː]	[h]
9	I	i	[iː]	[iː]
10	J	j	[ˈjɔːtaː]	[j]
11	K	k	[kaː]	[k]
12	L	l	[el]	[l]
13	M	m	[em]	[m]
14	N	n	[en]	[n]
15	O	o	[ɔː]	[ɔː]
16	P	p	[pe]	[p]
17	Q	q	[kuː]	[k]
18	R	r	[er]（舌尖颤动）	[r]（舌尖颤动）
19	S	s	[es]	[s]
20	T	t	[te]	[t]
21	U	u	[uː]	[uː]

笔记栏

续表

顺序	印刷体		名称音(国际音标)	发音(国际音标)
	大写	小写		
22	V	v	[ve]	[v]
23	W	w	['du:pleks've]	[w]
24	X	x	[i:ks]	[ks]
25	Y	y	['i:psi:lɔ:n]	[i]
26	Z	z	['zeta:]	[z]

注:(1) 拉丁语字母本无J,因为原先I除元音字母外,在位于元音字母前时,往往又作辅音字母。在16世纪,学者们才开始用J代替I作辅音字母的。但有些拉丁语的学者至今对J字母不予承认。因此我们可能见到对于同一个单词,有的用字母J,有的用字母I。

(2) K、Y、Z三个字母在拉丁词里很少出现。字母K大多见于外来语单词中;字母Y见于外来语单词中,主要来源于希腊语的单词中;凡单词中有Y或Z者,绝大多数是拉丁化了的希腊词。

(3) 拉丁语字母中本无W,这是后来学术界人士加进去的,主要用于人名、动植物的学名和药名中。

二、拉丁字母的发音

(一) 元音字母及其发音

元音字母:发音时气流由肺部呼出,通过口腔不受舌、唇、齿等各发音器官的阻碍,振动声带而发出的语音(表1-2)。

双元音字母:由两个元音字母组成,共有4个(表1-3)。

表1-2 单元音字母及其发音

单元音字母	a	e	i	o	u	y
发音	[a:]	[e]	[i:]	[ɔ:]	[u:]	[i]

表1-3 双元音字母及其发音

双元音字母	ae	oe	au	eu
发音	[e]	[e]	[au]	[eu]

(二) 辅音字母及其发音

辅音字母:发音时由肺部呼出的气流通过口腔时,受到舌、唇、齿等发音器官不同部分的阻碍,冲破这些阻碍所发出的语音。

清辅音字母:发音时不振动声带的辅音(表1-4)。

浊辅音字母:发音时振动声带的辅音(表1-5)。

双辅音字母:由两个辅音字母组成,共有4个(表1-6)。

表1-4 清辅音字母及其发音

清辅音字母	p	t	k	c	q	f	s	h	x
发音	[p]	[t]	[k]	[k][tʃ]	[k]	[f]	[s]	[h]	[ks]

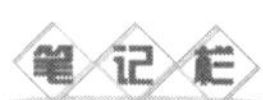

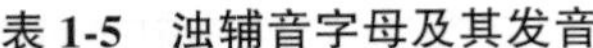

表 1-5　浊辅音字母及其发音

浊辅音字母	b	d	g	j	l	m	n	r	v	w	z
发音	[b]	[d]	[g][dʒ]	[j]	[l]	[m]	[n]	[r]	[v]	[w]	[z]

表 1-6　双辅音字母及其发音

双辅音字母	ch	ph	rh	th
发音	[k]	[f]	[r]	[t]

三、拉丁字母书写

拉丁字母书写有印刷体和手写体两种。手写体又分为斜体（表 1-7）和圆体（表 1-8）。目前斜体较通用。

表 1-7　斜体拉丁字母

大写	*A*	*B*	*C*	*D*	*E*	*F*	*G*	*H*	*I*	*J*	*K*	*L*	*M*
小写	*a*	*b*	*c*	*d*	*e*	*f*	*g*	*h*	*i*	*j*	*k*	*l*	*m*
大写	*N*	*O*	*P*	*Q*	*R*	*S*	*T*	*U*	*V*	*W*	*X*	*Y*	*Z*
小写	*n*	*o*	*p*	*q*	*r*	*s*	*t*	*u*	*v*	*w*	*x*	*y*	*z*

表 1-8　圆体拉丁字母

大写	A	B	C	D	E	F	G	H	I	J	K	L	M
小写	a	b	c	d	e	f	g	h	i	j	k	l	m
大写	N	O	P	Q	R	S	T	U	V	W	X	Y	Z
小写	n	o	p	q	r	s	t	u	v	w	x	y	z

按规定药物名称中的名词、形容词，动植物的科名及动植物学名中的属名、命名人的第一字母均用大写形式，其他一般用小写形式。

练习（Exercitia）

1.用字母名称音朗读并熟记下列缩写词

(1) a.c.　饭前
(2) p.c. 饭后
(3) h.s.　睡时
(4) q.d.　每天
(5) q.h.　每小时
(6) q.m.　每晨
(7) q.n.　每晚
(8) s.i.d.　一日一次
(9) b.i.d.　一日二次
(10) t.i.d.　一日三次
(11) q.i.d.　一日四次
(12) p.r.n.　必要时
(13) p.o.　口服
(14) i.m.　肌内注射
(15) i.v.　静脉注射
(16) i.h.　皮下注射

2.在下列单词中双元音和双辅音字母的下方划线

(1) auris　内耳

(2) morphinum　吗啡

(3) Xanthium　苍耳属

(4) chlorpromazinum　氯丙嗪

(5) pharmacopoea　药典

(6) Ephedra　麻黄属

(7) rhizoma　根茎

(8) oesophagus　食管

3.拼读下列单词

(1) cap-su-la　胶囊

(2) her-ba　草

(3) flos　花

(4) o-le-um　油剂

(5) Men-tha　薄荷属

(6) Rhe-um　大黄属

(7) pi-lu-la　丸剂

(8) se-men　种子

(9) ra-dix　根

(10) ta-bel-la　片剂

第二节　拼　　音

生词(Vocabula)

acĭdum,i,n.	酸	capsŭla,ae,f.	胶囊
Glycyrrhīza,ae,f.	甘草属	digitālis,is,f.	洋地黄
glucōsum,i,n.	葡萄糖	glycerīnum,i,n.	甘油
unguēntum,i,n.	软膏	Magnolĭa,ae,f.	木兰属
lignum,i,n.	心材	Magnesĭum, i,n.	镁
signa(动词 signo,āre 的主动态命令式)	标记	magnus,a,um.	大的
		aqua,ae,f.	水
liquor,oris,m.	溶液	misce(动词 miscĕo,ēre 的主动态命令式)	混合
tinctūra,ae,f.	酊剂		
injectĭo, onis,f.	注射剂	solutĭo,ōnis,f.	溶液
herba,ae,f.	草	alcŏhol,ōlis,n.	乙醇,酒精
aër,aëris,m.	空气	Aloë,es,f.	芦荟属
Rheum,i,n.	大黄属	olĕum,i,n.	油

一、拼音规则

(1) 辅音在前,元音在后,必须相拼,如 da 应读成[da:]。

(2) 元音在前,辅音在后,不得相拼,应各发各音,如 ad 应读成[a:][d]。但其中 an, en,in,on,un 可读成一个音。

(3) 元音字母前如有几个辅音字母,则元音字母仅与靠近它的一个辅音字母相拼,

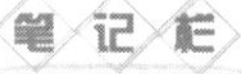

其余辅音字母应单独发音。

二、拼音方法

（1）先找出单词中的元音字母，然后与其前面的一个辅音字母拼读成一个音。

（2）拼音时，辅音字母的发音应轻而短，元音字母的发音应重而长。

三、某些字母和字母组合的读音规则

（1）c：一般读[k]，但在元音字母 e、i、y、ae、oe、eu 前读[tʃ]。如：

1）读[k]：cornu 角，croton 巴豆，capsula 胶囊，lactas 乳酸盐。

2）读[tʃ]：acidum 酸，cera 蜡，caecum 盲肠，glycyrrhiza 甘草。

（2）g：一般读[g]，但在元音字母 e、i、y、ae、oe、eu 前读[dʒ] 如：

1）读[g]：glycyrrhiza 甘草，vertigo 眩晕，galla 五倍子、没食子，gutta 滴剂。

2）读[dʒ]：digitalis 洋地黄，gentiana 龙胆，gelatinum 明胶，geusis 味觉。

（3）gu：gu 后面接有元音时，构成辅音组（u 在这里不作元音字母），读[gw]，然后与后面的元音拼读。如：lingua 语言、舌，unguentum 软膏，sanguis 血液，sulfaguanidinum 磺胺胍。

（4）gn：gn 后面接元音时为一个固定的辅音组，读[nj]。如：Magnolia 木兰属，lignum 心材，signa 标记，magnus 大的。

（5）qu：q 字母总是和 u 连在一起构成辅音组（u 在这里不作元音字母），读[kw]。如：aqua 水，quater 四次，quininum 奎宁，liquor 溶液。

（6）sc：一般读[s][k]，但在元音字母 e、i、y、ae、oe、eu 前为一个辅音组，读[ʃ]。

1）读[s][k]：scorpio 全蝎，trochiscus 锭剂，scutum 髓骨，scotoma 盲点。

2）读[ʃ]：misce 混合，pubescens 有柔毛的，scilla 海葱，scientia 科学。

（7）ti：一般读作[ti：]，但在元音字母前读[tsi：]。若前有辅音字母 s 或 x，仍读[ti：]。

1）读[ti：]：tinctura 酊剂。

2）读[tsi：]：injectio 注射剂，solutio 溶液。

3）虽在元音字母前，但前有辅音字母 s 或 x，仍读[ti：]，如：digestio 消化，ostium 门、孔、入口，mixtio 混合。

（8）h：后跟元音字母时，一般不发音。如：herba 草，alcohol 乙醇，hora 小时，hydrochloridum 盐酸盐。

后跟辅音字母时，发音为[h]。如：Glehnia 珊瑚菜属，Rehmannia 地黄属。

（9）aë 和 oë：如在 e 上有分音符号“¨”，表示不是双元音字母，应分别读各自的音[a：][e]和[ɔ：][e]。如：aër 空气，aërosolum 气雾剂，aloë 芦荟，benzoë 安息香。

（10）eu：如 eu 处在词尾，则不作为双元音，应分别读出各自的音[e][u：]。如：Rheum 大黄属，oleum 油。

笔记栏

四、拼读练习

1.一个辅音和一个元音

ba	be	bi	bo	bu	ca	ce	ci	co	cu
da	de	di	do	du	fa	fe	fi	fo	fu
ga	ge	gi	go	gu	ha	he	hi	ho	hu
ja	je	ji	jo	ju	ka	ke	ki	ko	ku
la	le	li	lo	lu	ma	me	mi	mo	mu
na	ne	ni	no	nu	pa	pe	pi	po	pu
ra	re	ri	ro	ru	sa	se	si	so	su
ta	te	ti	to	tu	va	ve	vi	vo	vu
wa	we	wi	wo	wu	xa	xe	xi	xo	xu
za	ze	zi	zo	zu					

2.一个元音和一个辅音

ab	eb	ib	ob	ub	ac	ec	ic	oc	uc
ag	eg	ig	og	ug	al	el	il	ol	ul
am	em	im	om	um	an	en	in	on	un
ap	ep	ip	op	up	ar	er	ir	or	ur
as	es	is	os	us	at	et	it	ot	ut
ax	ex	ix	ox	ux					

3.两个辅音和一个元音

bla	ble	bli	blo	blu	bra	bre	bri	bro	bru
cla	cle	cli	clo	clu	cra	cre	cri	cro	cru
dla	dle	dli	dlo	dlu	dra	dre	dri	dro	dru
gla	gle	gli	glo	glu	gra	gre	gri	gro	gru
pla	ple	pli	plo	plu	pra	pre	pri	pro	pru
tla	tle	tli	tlo	tlu	tra	tre	tri	tro	tru

4.三个辅音和一个元音

stra	stre	stri	stro	stru
scra	scre	scri	scro	scru

5. c、g 和一个元音

ca	ce	ci	co	cu
ga	ge	gi	go	gu

6.单辅音和双元音

bae	boe	bau	beu	pae	poe	pau	peu
dae	doe	dau	deu	tae	toe	tau	teu

笔记栏

gae goe gau geu cae coe cau ceu
lae loe lau leu rae roe rau reu

7.双辅音和单元音

cha che chi cho chu pha phe phi pho phu
rha rhe rhi rho rhu tha the thi tho thu

8.双辅音和双元音

chae choe chau cheu phae phoe phau pheu
rhae rhoe rhau rheu thae thoe thau theu

9.一个双辅音、一个单辅音和一个单元音

chla chle chli chlo chlu chra chre chri chro chru
thla thle thli thlo thlu thra thre thri thro thru

10.某些字母或字母组合

ce ci cy cae coe ceu
ge gi gy gae goe geu
qua que qui quo quu
gna gne gni gno gnu
sca sce sci sco scu
tia tie tii tio tiu
stia stie stii stio stiu

练习(Exercitia)

拼读下列单词,注意某些字母和字母组合的读音

(1) cancer	癌	(2) coffeinum	咖啡因
(3) cranium	颅	(4) cutis	皮肤
(5) lac	乳	(6) coena	午餐
(7) ceu	类似	(8) tetracyclinum	四环素
(9) gobius	小鱼	(10) glucosum	葡萄糖
(11) digoxinum	地高辛	(12) glycerinum	甘油
(13) hydrargyrum	汞	(14) lagoena	瓶,壶
(15) gynacoologea	妇科学	(16) gigas	巨人
(17) unguentum	软膏	(18) sanguis	血液
(19) magnesium	镁	(20) Liquidambar	枫香属
(21) quininum	奎宁	(22) liquor	溶液
(23) aquatio	吸水	(24) scabies	疥疮
(25) scopolaminum	东莨菪碱	(26) scelalgia	小腿痛
(27) scaevolismus	烧伤性自残	(28) ostium	门、孔、入口
(29) injectio	注射剂	(30) solutio	溶液
(31) digestion	消化	(32) mixtio	混合
(33) hystaminum	组胺	(34) heparinum	肝素

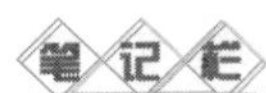

（35）aërosolum　　气雾剂　　（36）aloë　　芦荟
（37）benzoë　　安息香　　（38）Rheum　　大黄属

第三节　音节和重音

生词(Vocabula)

radix, icis, f.	根	bulbus, i, m.	鳞茎
pilŭla, ae, f.	丸剂	tabēlla, ae, f.	片剂
belladōnna, ae, f.	颠茄	ammonĭum, i, n.	铵
codeīnum, i, n.	可待因	aluminĭum, i, n.	铝
vitamīnum, i, n.	维生素	penicillīnum, i, n.	青霉素
rhizōma, atis, n.	根茎	aspirīnum, i, n.	阿司匹林
tetracyclīnum, i, n.	四环素	bupleūrum, i, n.	柴胡
magnus, a, um, adj.	大的	extrāctum, i, n.	浸膏剂
Arisāema, ae, f.	天南星	mistūra, ae, f.	合剂
digitālis, is, f.	洋地黄	adenophŏra, ae, f.	沙参
folĭum, i, n.	叶	phosphorĭcus, a, um	磷酸的
Ephĕdra, ae, f.	麻黄属	salicylĭcus, a, um.	水杨酸的
composĭtus, a, um.	复合的	chlorĭdum, i, n.	氯化物
foliŏlum, i, n.	小叶	ramŭlus, i, m.	小枝

一、音节及其划分

（一）音节

音节是读音的单位。元音是构成音节的基本因素。一个单词内的元音数即为其音节数。

（1）单音节词：如：da　给予，et　和，bis　两次。

（2）双音节词：如：aqua　水，plasma　血浆，radix　根，bulbus　鳞茎。

（3）多音节词：如：pilula　丸剂，chlorpromazinum　氯丙嗪，tabella　片剂，belladonna　颠茄。

（二）音节的划分方法

（1）首先找出元音，以元音为基础与前面的一个辅音划成一个音节。若前面无辅音字母时，元音可单独构成一个音节。如：

aluminium　铝——a-lu-mi-ni-um

codeinum　可待因——co-de-i-num

pilula　丸剂—— pi-lu-la

solutio　溶液——so-lu-ti-o

（2）若一个辅音在两个元音之间，则与后面的元音划在一起。两个元音之间有两个

笔记栏

或两个以上的辅音时，只把最后一个辅音与它后面的元音划为一个音节，其余的辅音字母划归前一个音节中。如：

ammonium　铵——am-mo-ni-um

penicillinum　青霉素——pe-ni-cil-li-num

tinctura　酊剂——tinc-tu-ra

vitaminum　维生素——vi-ta-mi-num

（3）双元音、双辅音划分音节时不能分开。如：

aether　乙醚——ae-ther

auris　耳——au-ris

catechu　儿茶——ca-te-chu

eucommia　杜仲——eu-com-mi-a

glycyrrhiza　甘草——gly-cyr-rhi-za

rhizoma　根茎——rhi-zo-ma

（4）辅音 b、p、d、t、c、g、f 及双辅音 ch、th、ph 等后面连有 l 或 r 构成辅音连缀时及 st、sp 在划分音节时，不能拆开，均应与后面的元音划为一个音节。如：

adrenalinum　肾上腺素——a-dre-na-li-num

agrimonia　仙鹤草——a-gri-mo-ni-a

aspirinum　阿司匹林——a-spi-ri-num

ephedra　麻黄——e-phe-dra

extractum　浸膏——ex-trac-tum

gastrodia　天麻——ga-stro-di-a

reflexus　反射的——re-fle-xus

tetracyclinum　四环素——te-tra-cy-cli-num

（5）qu、gu、gn、sc 字母组合构成的辅音组，在划分音节时，不能分开。如：

liquor　溶液——li-quor

magnum　大的——ma-gnum

signa　标记——si-gna

sulfaguanidinum　磺胺胍——sul-fa-gua-ni-di-num

（6）双元音标有分音符号“··”时不能视为双元音，划分音节时应分开。如：

aër　空气——a-ër　　　aloë　芦荟——a-lo-ë

二、拉丁语单词的移行

当一个单词在上行书写不完，需移行至下行续写时，应按音节的划分移行。移行时不能将音节拆开，并且要在原行后加连字符号“-”。移行示例：

ophiopo- gon	offici- nalis	heterophyl- lus	schisan- dra
lacti- flora	bupleu- rum	sangui- sorba	rhyncho- phylla

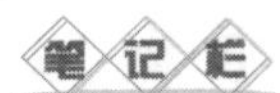

三、音量和音量规则

(一) 音量

音量指一个元音或一个音节在单词中读音的长短。一般长音的音量是短音的一倍。长音符号为“-”,短音符号为“˘”。

(二) 音量规则

1.长元音规则

(1) 倒数第二音节的元音是双元音时,则为长音。如:

arisǣma 天南星　　Eriocāulon 谷精草属

buplēurum 柴胡　　pharmacopœa 药典

(2) 倒数第二音节的元音在两个或两个以上的辅音字母之前,不包括下列辅音连缀:bl、br、pl、pr、dl、dr、tl、tr、cl、cr 时,为长音。如:

emplāstrum 硬膏　　gargarīsma 含漱液

extrāctum 浸膏剂　　tabēlla 片剂

(3) 倒数第二音节的元音在鼻辅音 m,n 前和 x,z 之前的单元音是长音。如:

Cephalotāxus 三尖杉属　　Glycyrrhīza 甘草属

domiphēnum 度米芬　　rhizōma 根茎

(4) 以-alis,-ale,-atus,-ata, atum,-ivus,-iva,-ivum,-osus,-osa,-osum,-urus, ura,-urum 结尾的单词,倒数第二个音节的元音 a、i、o、u 是长音。如:

aquōsus 含水的　　mistūra 合剂

digitālis 洋地黄　　satīvus 栽培的

(5) 以-olum、-onum、-inum 为后缀表示有机物或抗生素等的名词,倒数第二音节的 o,i 为长音。如:

acetōnum 丙酮　　menthōlum 薄荷脑

chloramphenicōlum 氯霉素　　paracetamōlum 对乙酰氨基酚

mannitōlum 甘露醇　　penicillīnum 青霉素

2.短元音规则

倒数第二音节的元音在下列情况下是短元音。如:

(1) 在元音字母及辅音字母 h 前的单元音为短音。

alcŏhol 乙醇　　cacăo 可可

barĭum 钡　　folĭum 叶

(2) 倒数第二音节的元音在双辅音前后及辅音组 qu 之前的单元音为短音。如:

adenophŏra 沙参　　phosphŏrus 磷

agastăche 藿香　　relĭquus 剩下的

(3) 辅音连缀 bl、br、pl、pr、dl、dr、tl、tr、cl、cr 等前的元音一般为短音。如:

cerĕbrum 大脑　　quadrŭplex 四倍的

Ephĕdra 麻黄属

(4) 以-icus,-ica,-icum,-idus,-ida,-idum,-ilis,-ile,-itus, ita, itum,-olus,-ola,-olum,

笔记栏

-ulus,-ula,-ulum 结尾的单词,倒数第二音节的元音 i、o、u 为短音。如:

chlorĭdum 氯化物　　ramŭlus 小枝

composĭtus 复合的　　salicylĭcus 水杨酸的

foliŏlum 小叶　　solubĭlis 可溶性的

(5) 有些单词根据上面所述音量规则不能确定长短音时,应查阅字典。

四、重音和重音规则

(一) 重音

在双音节或多音节词中,其中一个音节读音长而重些,此音节称为重读音节。重音符号为"ˊ"。

(二) 重音规则

1. 单音节词均重读

如:da 给予,pro 为了。

2. 双音节词的重音固定在倒数第二音节上

如:Pánax 人参属,sénna 番泻叶,sóda 苏打,tálcum 滑石。

3. 多音节词的重音,依倒数第二音节元音音量的长短来确定

倒数第二音节元音为长音时,该音节为重音。倒数第二音节元音为短音时,重音就一定在倒数第三音节上。如:

extráctum 浸膏,belladónna 颠茄,Magnólĭa 木兰属,Lycopódĭum 石松属。

练习(Exercitia)

1.划出下列单词的音节

(1) penicillinum 青霉素　　(2) streptomycinum 链霉素

(3) oxytetracyclinum 土霉素　　(4) tetracyclinum 四环素

(5) chloramphenicolum 氯霉素　　(6) doxycyclinum 多西环素

(7) cedilanidum 毛花苷 C　　(8) strophanthinum 毒毛花苷

(9) berberrinum 黄连素　　(10) extractum 浸膏

(11) tinctura 酊剂　　(12) syrupus 糖浆剂

(13) liquor 溶液　　(14) gramma 克

(15) oleum 油　　(16) mannitolum 甘露醇

(17) aether 乙醚 (18) aurantium 橙

2.标出下列单词的重音

(1) Crataegus 山楂属 (2) Campanupoea 金钱豹属

(3) belladonna 颠茄 (4) Gentiana 龙胆属

(5) rhizoma 根茎 (6) reflexus 反射

(7) destillatus 蒸馏的 (8) acetonum 丙酮

(9) librium 利眠宁 (10) emulsio 乳剂

(11) gastrodia 天麻 (12) catechu 儿茶

(13) reliquus 其余的 (14) injectio 注射剂

(15) Fritillaria 贝母属 (16) rosa 玫瑰

(17) mentha 薄荷 (18) mastiche 乳香

3.确定下列移行是否正确,对的打"√",错的打"×",并将错的纠正过来

(1) auricu-
latum

(2) chinen-
sis

(3) offici-
nale

(4) Achyra-
nthus

(5) Andrresponse-
aphis

(6) alkele-
ngi

(7) decur-
sium

(8) palma-
tum

(9) subpros-
trata

(10) Crata-
egus

(11) tabula-
eformis

(12) tangu-
tica

(13) miltior-
rhiza

(14) rhynch-
ophylla

(15) Magno-
lia

(16) sessillif-
lora

(17) hetero-
phyla

(18) Sangui-
sorba

(19) Damnac-
anthus

(20) suffru-
ticosa

第四节　语音总复习

一、语音部分小结

1. 字母分类(表 1-9)

表 1-9　元音和辅音字母的分类及发音

种类		字母及其发音
元音	单元音	a[aː],e[e],i[iː],o[ɔː],u[uː],y[i]
	双元音	ae[e],oe[e],au[au],eu[eu]
辅音	浊辅音	b[b],d[d],g[g,dʒ],m[m],n[n],l[l],r[r],j[j],v[v],w[w],z[z]
	清辅音	p[p],t[t],c[k,tʃ],k[k],q[k],s[s],h[h],x[ks],f[f]
	双辅音	ch[k],ph[f],rh[r],th[t]

2. 某些字母及字母组合的特殊读音(表 1-10)

表 1-10　部分字母及字母组合的特殊读音

顺序	字母	发音规则	发音示例
1	c	在 e,i,y,ae,oe,eu 之前读[tʃ]	acidum 酸
		其余读[k]	cortex 树皮
2	g	在 e,i,y,ae,oe,eu 之前读[dʒ]	digitalis 洋地黄
		其余读[g]	gutta 滴剂
3	ti	一般情况下读[tiː]	tinctura 酊
		后连元音读[tsiː]	lotio 洗剂
		前有 s 或 x 时读[tiː]	digestio 消化
4	gn	为辅音组读[nj]	signa 标记
5	gu	后连元音即为辅音组读[gw]	unguentum 软膏
6	qu	为辅音组读[kw]	aqua 水
7	sc	在 e,i,y,ae,oe,eu 之前读[ʃ]	misce 混合
		其余读[s] [k]	scabies 疥疮
8	h	后跟元音时不发音	herba 草
		后跟辅音时发[h]	Rehmannia 地黄属
9	aë	此时不是双元音,应读[aː][e]	aër 空气
	oë	此时不是双元音,应读[ɔː][e]	benzoë 安息香
10	eu	在单词结尾时不为双元音,应读[e][uː]	oleum 油

笔记栏

3. 语音符号(表 1-11)

表 1-11 语音符号的使用

名称与符号	用途	示例
重音符号“ˊ”	用于标注重音	ácidum 酸
长音符号“ˉ”	用于标注长元音	belladōnna 颠茄
短音符号“ˇ”	用于标注短元音	recipĭo 取

4. 音节(表 1-12)

表 1-12 音节划分的规则

字母	作用	划分规则	简式
元音	主要成分	可自成一个音节,也可与辅音共同组成一个音节	元 辅元 元辅
辅音	辅助成分	1.两元音之间有一个辅音,划归后面元音	元 辅元
		2.两元音之间有两个辅音,划归前后元音各一个	元辅 辅元
		3.两元音之间有三个辅音,划归前面两个,后面一个	元辅辅 辅元
		4.词首词尾的辅音划归其邻近的元音	辅元 元辅
		5.双辅音、辅音连缀及辅音组都不能分开	元 辅辅元

5. 重音(表 1-13)

表 1-13 重音的位置

单词类别	倒数第二音节音量	重音位置	示例
双音节词	重音固定	词首音节	rádix 根
多音节词	为长音	倒数第二音节元音	tinctúra 酊剂
	为短音	倒数第三音节元音	ácĭdum 酸

6. 长短音规则(表 1-14)

表 1-14 倒数第二音节的元音

长音规则	短音规则
是双元音时	在元音字母及辅音字母 h 前
在两个或两个以上的辅音字母(不包括辅音连缀 bl、br、pl、pr、dl、dr、tl、tr、cl、cr)之前	在双辅音前后及辅音组 qu 之前
在鼻辅音 m,n 和 x,z 之前	辅音连缀 bl、br、pl、pr、dl、dr、tl、tr、cl、cr 等前
以-alis,-ale,-atus,-ata,-atum,-ivus,-iva,-ivum,-osus,-osa,-osum,-urus,ura,-urum 结尾	以-icus,-ica,-icum,-idus,-ida,-idum,-olus,-ola,-olum,ulus,-ula,-ulum 结尾的单词
以-olum、-onum、-inum 为后缀表示有机物或抗生素等的名词	

二、语音部分总复习题

1.分别写出元音、双元音、辅音、双辅音,边写边读其发音

元音:

笔记栏

双元音：

辅音：

双辅音：

2.辨认并朗读下列字母的名称

b-d　　e-f　　g-q　　f-t　　p-q

c-g　　i-j　　h-k　　u-v　　r-v

3.比较并朗读下列音节

gua-qua　　sco-sce　　tio-stio　　fo-pho　　cro-chro

gue-gne　　ci-cy-chi　　ri-rhi　　to-tho　　he-hme

4.朗读下列单词，注意某些音节的发音特点

gutta　　lingua　　lotio　　quininum

cocci　　scytitis　　mixtio　　unguentum

5.根据已标出的长、短音符号，给下列单词标出重音并朗读

(1) albūmen　　(2) albumĭnis

(3) alcŏhol　　(4) alcohōlis

(5) liquor　　(6) liquōris

(7) rhizōma　　(8) rhizomătis

(9) radix　　(10) radīcis

(11) enĕma　　(12) enemătis

(13) homo　　(14) homĭnis

(15) jecur　　(16) jecŏris

6.划出下列单词的音节并标出重音

(1) lagaena　　(2) ampulla

(3) arteria　　(4) aluminium

(5) destillatus　　(6) citricus

笔记栏

(7) externus

(8) appendix

(9) sinister

(10) stomachus

(11) ventriculus

(12) praematurus

(13) diaphragma

(14) medicamentum

(15) medicus

(16) fractura

第一部分 PPT

第二部分 语法（Grammatica）

第一节 词 类

生词(Vocabula)

addo, ĕre	加	Mentha, ae, f.	薄荷属
aequālis, e	相等的	millilitrum, i, n.	毫升
aurantĭum, i, n.	橘,橙	misceo, ēre	混合
belladōnna, ae, f.	颠茄	oleum, i, n.	油
bene, adv.	好好地	pars, partis, f.	部分,份
bullio, īre	煮沸	Polygala, ae, f.	远志属
cito, adv.	迅速地	recipĭo, ĕre	取
deglutio, īre	吞服	sumo, ĕre	服用
destillātus, a, um	蒸馏的	syrupus, i, m.	糖浆
dilŭo, ĕre	冲淡,稀释	servo, āre	保存
divido, ĕre	分开	signo, āre	标记
do, āre	给予,授予,授给	solvo, ĕre	溶解
facio, ĕre	做,制作	statim, adv.	立即
formo, āre	制造	sterilĭso, āre	消毒
fructus, us, m.	果实	tabēlla, ae, f.	片剂
glucōsum, i, n.	葡萄糖	ut, conj.	为了,以便
gramma, atis, n.	克		

一、拉丁语品词的分类

拉丁语品词共分 9 类,名称和简写如下:

（1）动词(verbum,缩写为 v.)

（2）名词(substantivum,缩写为 subst. 或 n.)

（3）形容词(adjectivum,缩写为 adj.)

（4）代词(pronomen,缩写为 pron.)

（5）数词(numerale,缩写为 num.)

（6）前置词(praepositio,缩写为 praep.)

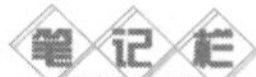

（7）副词(adverbium,缩写为 adv.)

(8) 连接词(conjunctio,缩写为 conj.)

(9) 感叹词(interjectio,缩写为 interj.)

在医药拉丁语中,主要用名词和形容词,以及少量的动词、副词、前置词和连接词,而代词和感叹词很少使用。

二、不变化词类

前置词、副词、连接词、感叹词由于它们在形态上没有变化,被称为不变化词类。

三、变化词类

动词、名词、形容词、代词、数词这 5 类品词依据它们在词组和语句中的不同地位和作用,以及语法、语言习惯等相关要求,在形态上有一定的变化,被称为变化词类。

(一) 组成:词干+词尾

词干:表示词的基本意义的不变化的部分。

词尾:表达词与词之间关系的可变化的部分。

例:aqua aqu-(词干),-a(词尾)

(二) 变化步骤

1.识别词类

单词进行变化时,首先要识别该词是属于何种词类。辨认词类,一靠记忆,二靠字典,字典中每个单词都注明了它属于何种词类。

2.确定词干

认清词类后,根据各种词类确定词干的方法,正确找出词干。

3. 加接词尾

词干确定后,根据各个词类的变化法所要求的相应词尾,加在已确定的词干后面,即可。

第二节 动 词

一、动词概述

动词是变化词类,陈述人或事物的动作、情况、变化等。例如:

recipere 取　　miscere 混合

addere 加　　signare 标记

(一) 动词的一般特征

动词有态、式、时、数、人称等的变化。

1. 态

态分主动态、被动态。态是一种语法范畴,表明句子中动词所表示的动作与主语所

笔记栏

表示的事物之间的关系。

2.式

式分不定式、命令式、叙述式、接续式。式也是一种语法范畴,表示说话者对所说事物的主观态度。不定式也被称作动词的原形;命令式类似于英语中的"祈使语气",用来下命令或提出请求;叙述式类似于英语中的"陈述语气",这是一种用来陈述和提问的语气;接续式表示建议或者是婉转的请求。处方中只用到命令式和接续式这两种。

3.时

时分现在时、过去时、将来时等。表示动词所指动作在什么时候发生。

4.数

数分单数、复数。表示动词所指动作的发出者或发生者,即动词的主语(一般为名词或代词)有单、复数的变化时,要求动词也作相应的单、复数变化,动词和动词主语保持数的统一。

5.人称

人称分第一人称、第二人称、第三人称。在拉丁语中,不同人称后面所跟的动词要求有相应的词形变化。

(二)动词的字典形式

动词在字典中的记载格式依次为:主动态叙述式现在时单数第一人称形式,主动态叙述式过去时单数第一人称词尾,目的分词词尾,主动态不定式现在时词尾和译文。例如:

recipio, cepi, ceptum, ere 取　　signo, avi, atum, are 标记

addo, didi, ditum, ĕre 加

现在多采用简化形式,在一般字典或词汇表中省略了第二、第三部分,例如(表 2-1):

recipio, ĕre 取　　signo, āre 标记

addo, ĕre 加

表 2-1 动词在字典中的记载格式

主动态叙述式现在时单数第一人称形式	主动态不定式现在时词尾	译文
recipio	ĕre	取
addo	ĕre	加
signo	āre	标记

(三)动词的分类

动词分为四类:第一变位法动词、第二变位法动词、第三变位法动词、第四变位法动词。动词按态、式、时、数、人称所进行的变化称为动词的变位。每一个动词根据其主动态不定式现在时词尾进行分类(表 2-2)。

表 2-2 动词分类

字典格式	不定式形式	不定式词尾	动词类别
signo, āre 标记	signare	-āre	第一变位法动词

续表

字典格式	不定式形式	不定式词尾	动词类别
servo，āre　保存	servare	-āre	第一变位法动词
misceo，ēre　混合	miscēre	-ēre	第二变位法动词
valeo，ēre　健康	valēre		
recipio，ĕre　取	recipĕre	-ĕre	第三变位法动词
solvo，ĕre　溶解	solvĕre		
deglutio，īre　吞服	deglutire	-īre	第四变位法动词
bullio，īre　煮沸	bullire		

将动词字典格式中主动态叙述式现在时单数第一人称形式（即字典格式起首第一词）的词尾-o 去掉（对于第二变位法动词，还要去掉“o”前的元音 ĕ；第三变位法动词“o”前如有元音 ĭ 以及第四变位法动词“o”前的元音 ĭ 也要分别去掉），加上不定式词尾-are、-ēre、-ĕre 或-ire，即构成动词的不定式。

二、动词命令式

动词命令式用来下命令或提出请求，在中医药拉丁语中，常常在处方或医嘱中使用主动态命令式现在时单数第二人称形式，用来表示对药剂人员或护理人员提出的指令和建议。

（一）动词命令式的构成

动词命令式的构成是在构成动词不定式以后，在其不定式形式上去掉词尾-re，即构成主动态命令式现在时单数第二人称形式（表 2-3）。

表 2-3　动词命令式的构成

动词类别	例词词典格式	不定式形式	命令式形式
第一变位法动词	signo，are　标记	signare	signa
	servo，are　保存	servare	serva
第二变位法动词	misceo，ēre　混合	miscēre	misce
	valeo，ēre　健康	valēre	vale
第三变位法动词	recipio，ĕre　取	recipĕre	recipe
	solvo，ĕre　溶解	solvĕre	solve
第四变位法动词	deglutio，ire　吞服	deglutire	degluti
	bullio，ire　煮沸	bullire	bulli

（二）动词命令式的应用

动词命令式多用于处方或医嘱中，表示医师的指令和建议。命令式作为句子中的谓语成分，往往置于句首，第一个字母要求大写；后面如果需接宾语时，该宾语用名词宾格。例如：

Recipe	请你取
Recipe Statim	请你立即取
Da Syrupum	请你给糖浆
Recipe Oleum Menthae	请取薄荷油
Adde Oleum Menthae	请加薄荷油
Solve Glucosum in Aqua	请用水溶解葡萄糖
Recipe 1(unum) millilitrum Tincturae Polygalae	请取 1ml 远志酊

三、动词接续式

接续式又叫假定式,在中医药拉丁语中常用主动态和被动态的单、复数第三人称形式,在处方和医嘱中表示医师的建议或婉转的请求。

(一)动词接续式的构成

构成动词接续式时,首先找出词干,将动词叙述式现在时第一人称形式去掉词尾-o,即得到该动词的词干。词干加接续式词尾,就构成了动词的接续式。

接续式主动态和被动态单、复数第三人称词尾(表 2-4,表 2-5)。

表 2-4　动词接续式例一

动词种类	主动态第三人称		被动态第三人称	
	单数	复数	单数	复数
一	-et	-ent	-etur	-entur
二、三、四	-at	-ant	-atur	-antur

变化示例:

do, āre　给予,授予,授给　　misceo, ēre　混合

divido, ĕre　分开　　bullio, -ire　煮沸

表 2-5　动词接续式例二

动词种类	词干	主动态第三人称		被动态第三人称	
		单数	复数	单数	复数
一	d-	d-et	d-ent	d-etur	d-entur
二	misce-	misce -at	misce -ant	misce -atur	misce -antur
三	divid-	divid -at	divid -ant	divid -atur	divid -antur
四	bulli-	bulli -at	bulli -ant	bulli -atur	bulli -antur

(二)动词接续式的应用

在中医药拉丁语中,接续式主动态表达医师通过药剂人员对患者间接提出要求或希望,通常翻译为:"请(让)他(们)……"。接续式被动态表达医师通过药剂人员建议药物应该如何处理。接续式可以作为独立句使用,表达间接命令、要求或希望,用于从属句中时,常常表达目的。例如:

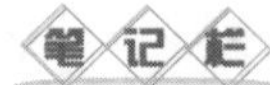

Ter sumat.　请他服三次。(主动态,独立句)

Ter sumatur. 应服三次。(被动态,独立句)

Cito solvat Glucosum in Aqua Destillata. 让他把葡萄糖立刻溶解在蒸馏水中。(主动态,独立句)

Cito solvatur in Aqua Destillata. (葡萄糖)应立刻被溶解在蒸馏水中。(被动态,独立句)

Bene misce, ut fiat Tinctura Belladonnae. 混合均匀,以便制成颠茄酊。(被制成之物是单数名词,用 fiat)

Divide in partes aequales, ut fiant Tabellae Glycyrrhizae Compositae. 为了制成复方甘草片,请分成等份。(被制成之物是复数名词,用 fiant)

练习(Exercitia)

1.将下列拉丁语译成汉语

(1) Solvat Glucosum in Aqua

(2) Praepara Tincturam Belladonnae

(3) Misce, ut fiant Pilulae.

(4) Misce, ut fiat Mistura.

(5) Recipe 1 millilitrum Aquae Menthae.

(6) Solve Glucosum.

(7) Da cito!

(8) Sumat p.c.

(9) Divide in partes aequales No.10.

(10) Adde Aquam ad 100ml.

2.将下列词组和句子译成拉丁语

(1) 给予葡萄糖。

(2) 加水。

(3) 溶解葡萄糖。

(4) 保存颠茄酊。

(5) 为了制成颠茄片,请分成等份。

第三节 名 词

生词(Vocabula)

aqua, ae, f.	水	herba, ae, f.	草
camphŏra, ae, f.	樟脑	mistūra, ae, f.	合剂
corȳza, ae, f.	感冒	pilŭla, ae, f.	丸剂
Ephĕdra, ae, f.	麻黄属	placēnta, ae, f.	胎盘
gemma, ae, f.	芽	polygăla, ae, f.	远志
gentiāna, ae, f.	龙胆	tabēlla, ae, f.	片剂
gutta, ae, f.	滴		

一、名词概述

名词是表示人、事物、地方、思想、概念等的名称的变化词类。

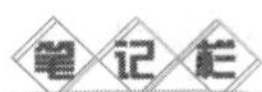
笔记栏

（一）名词的性、数、格

1.性

名词有阳性、阴性、中性三种。

（1）阳性（m.）：凡男性、雄性动物、某国人、山河、月份等名词为阳性名词。如：

父亲 pater、公鸡 gallus、中国人 Sinensis、四月 Aprilis、亚平宁山 Apnensis、莱茵河 Rhenus。

（2）阴性（f.）：凡女性、雌性动物、国名、树木、城市、海岛、抽象名词为阴性名词。如：

母亲 mater、母鸡 gallina、南京 Nakinus、桑树 morus、中国 Sine、真理 veritas、片剂 tabella。

（3）中性（n.）：不变化的名词及表示物质、状态、概念等名词为中性名词。如：

浸膏 extractum、树胶 gummi、钾 kalium、工作 labour、软膏 unguentum。

（4）共性名词：少数名词，如：

婴儿 infans、学生 studens，可以是阳性名词，也可是阴性名词，这类名词称共性名词。

2.数

数有单数和复数之分。

（1）单数（sing.）：代表一人、一事、一物。如：

一本书 liber，一丸 pilula，一滴 gutta。

（2）复数（plur.）：代表两个或以上的人、事、物。如：

几本书 libri，几丸 pilulae，几滴 guttae。

（3）拉丁语中数的应用

1）可数的剂型名词，如：片剂 tabella、胶囊 capsula、丸剂 pilula、栓剂 suppositorium，需根据情况用单、复数，一般在药物制剂命名中，均要采用复数形式。

2）不可数的以其容量或重量来衡量的剂型名，如：酊剂 tinctura、合剂 mistura、糖浆syrupus、水剂 aqua、注射剂 injectio、软膏 unguentum、浸膏 extractum、溶液 liquor 等，一般只用单数形式。

药物原料名以及中药材中的动、植物药用部位名，如：甘草 Glycyrrhiza、颠茄 Belladonna、根 radix、根茎 rhizoma、茎 caulis、叶 folium、花 flos、草 herba 等，通常只用单数形式。

3.格

用来表示名词在词组或句子中与其他词汇的关系的一种语法概念，通过不同的词尾表现。包括：主格、属格、宾格、夺格、与格、呼格六格。其中与格、呼格较少用到。

（1）主格（nom.）：作主语、表语、同位语，表示谁、什么。名词的单数主格形式就是其原形，字典中所列都是主格形式。如：

syrupus　糖浆

（2）属格（gen.）：作定语，表示所属，回答谁的、什么的，相当于……的，用来说明另一个名词。如：

Unum millilitrum Syrupi　1ml 糖浆

（3）宾格（acc.）：作宾语，用作及物动词的直接宾语或在某些前置词后，表示目的、时间、长度、宽度等。如：

Recipe Syrupum　请取糖浆

ante cibum(复数 cibos)　饭前

(4) 夺格(abl.):表示工具、方法、范围等,回答被谁、用什么,常作状语。如:

Dilue Syrupo　请(你)用糖浆稀释。

某些前置词要求其后的名词用夺格形式。如:

Aqua pro Injectione　注射用水。

(二) 名词的字典记载形式(表 2-6)

表 2-6　aqua,ae,f. 水的字典记载形式

单数主格	单数属格词尾	词性	译文
aqua	-ae	f.	水

(三) 名词的变格及变格法

名词的各格形式是通过词尾(名词除单数主格外,其他各格词尾较稳定,亦可称格尾,其中名词原形的词尾也称结尾)的变化体现出来的,名词词尾的这种变化称变格。如:糖浆

主格形式(nom.)syrupus

属格形式(gen.)syrupi

宾格形式(acc.)syrupum

夺格形式(abl.)syrupo

名词有 5 套固定的词尾,名词按固定词尾进行变格称名词的变格法。

名词用哪套词尾进行变格,就称哪一变格法名词。

判断名词变格法的依据是:名词单数属格词尾(表 2-7,表 2-8)。

表 2-7　名词单数属格词尾

变格法	一	二	三	四	五
单数属格词尾	-ae	-i	-is	-us	-ei

表 2-8　名词变格法举例

字典格式	变格法
aqua, ae, f. 水	第一变格法名词
cancer, cri, m. 癌	第二变格法名词
aspirinum, i, n.阿司匹林	第二变格法名词
flos,floris, m. 花	第三变格法不等音节名词
Digitalis, is ,f. 毛地黄属	第三变格法等音节名词
fructus, us, m.果实	第四变格法名词
species, ei, f. 种,茶剂	第五变格法名词

(四) 变格公式及词干的产生

(1) 变格公式:词干+格尾。

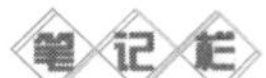

(2) 词干的产生:单数属格形式去掉属格词尾。

（3）单数属格形式的产生：

1）属格部分仅为1个元音字母或一开始为元音字母，则将属格部分同主格形式的倒数第1个元音字母连同后面的字母进行替换。如：herba，ae，f.草，单数属格形式为herbae，词干为herb-。

2）属格部分一开始为辅音字母，则将属格部分同主格形式的倒数第1个相同的辅音字母及其后面的字母进行替换。如：cancer，cri，m.癌，单数属格形式为cancri，词干为cancr-。

3）有些名词，字典中所列属格部分就是单数属格形式。如：aër，aëris，m.空气，单数属格形式为aëris，词干为aër-。

二、第一变格法名词

（一）特征

（1）单数主格结尾为-a。

（2）单数属格词尾为-ae。

（3）一般为阴性名词f.。

（4）词干的确定：单数属格形式去掉单数属格词尾-ae。

（二）各格词尾（表2-9）

表2-9 第一变格法名词各格词尾

格＼数	sing.	plur.
nom.	-a	-ae
gen.	-ae	-arum
acc.	-am	-as
abl.	-a	-is

（三）变格示例（表2-10）

表2-10 pilula（ae，f.丸剂 词干：pilul-）**各格词尾**

格＼数	sing.	plur.
nom.	pilula	pilul-ae
gen.	pilul-ae	pilul-arum
acc.	pilul-am	pilul-as
abl.	pilul-a	pilul-is

（四）第一变格法名词的应用

1.主格

Aqua Camphorae 樟脑水

笔记栏

Tinctura Iodi　碘酊

2.属格

Tabellae Ephedrae　麻黄片

1(Unum) millilitrum Aquae Camphorae　1毫升樟脑水

3.宾格

Recipe Tincturam Iodi.　取碘酊。

Recipe Aquam Camphorae.　取樟脑水。

Da Tincturam Zingiberis.　给予姜酊。

4.夺格

Solve Glucosum in Aqua.　在水中溶解葡萄糖。

在拉丁语中,剂量名词(millilitrum 毫升,gramma 克等)与物质名词连用时,物质名词要用属格形式说明剂量名词。如:

Recipe 100 millilitra Aquae Menthae　取薄荷水100ml。

练习(Exercitia)

1.写出下列单词的属格形式,并找出词干

(1) aqua, ae, f.

(2) herba, ae, f.

(3) tinctura, ae, f.

(4) pharmacologia, ae, f.

(5) pilula, ae, f.

(6) gemma, ae, f.

(7) camphora, ae, f.

(8) mistura, ae, f

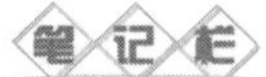

(9) citrus, i, f.

(10) genus, us, n.

(11) tussis, is, f.

(12) ricinus, i, m.

(13) pulsus, us, m.

(14) dies, ei, m.

(15) nitras, atis, m.

(16) flos, floris, m.

(17) folium, i, n.

(18) emplastrum, i, n.

(19) pars, partis, f.

(20) Agrimonia, ae, f.

2.把下列名词变成单、复数各格形式

(1) capsula, ae, f.胶囊

（2）tabella, ae, f.片剂

3.将下列拉丁语译成汉语

（1）Tabellae Ephedrae

（2）Aqua Menthae

（3）Agrimoniae Gemma

（4）Mistura Glycyrrhizae

（5）Recipe Pilulas Schisandrae.

（6）Recipe Misturam Belladonnae.

4.根据下列名词的属格形式，注明其变格法

（1）acidum, i, n.

（2）flos, floris, m.

（3）herba, ae, f.

（4）species, ei.f.

（5）cornus, us, n.

（6）Polygonum, i, n.

（7）secale, is, n.

（8）usus, us, m.

笔记栏

5.将下列汉语译成拉丁语

（1）甘草片

（2）颠茄酊

（3）五味子糖浆（Schisandra，ae，f.五味子属）

（4）龙胆酊（Gentiana，ae，f.龙胆属）

（5）胎盘胶囊

（6）甘草浸膏

（7）取樟脑丸。

（8）取天麻片。（Gastrodia，ae，f. 天麻属）

（9）迅速给予！

（10）溶解葡萄糖。

（11）取远志酊 1ml。

（12）取姜酊 10ml。

（13）加水至 100ml。

笔记栏

(14) 混合,以便制成软膏。

(15) 混合,以便制成片剂。

三、第二变格法名词

生词(Vocabula)

alvus,i,f.	腹	natrĭum,i,n.	钠
ager,gri,m.	区域,田野	nervus,i,m.	叶脉
bulbus,i,m.	鳞茎	oculēntum,i,n.	眼膏
cancer,cri,m.	癌	ocŭlus,i,m.	眼
chloramphenicōlum,i,n.	氯霉素	olĕum,i,n.	油
cibus,i,m.	食物、餐	oxytetracyclīnum,i,n.	土霉素
crystāllus,i,f.	结晶	pericarpĭum,i,n.	果皮
dies,ei,f.m.	日、天	rectum,i,n.	直肠
folĭum,i,n.	叶	reserpīnum,i,n.	利舍平
glycerīnum,i,n.	甘油	Rheum,i,n.	大黄属
hydrochlorĭdum,i,n.	盐酸	suppositorĭum,i,n.	栓剂
millilĭtrum,i,n.	毫升	syrŭpus,i,m.	糖浆剂
morphīnum,i,n.	吗啡	tetracyclīnum,i,n.	四环素
moschus,i,m.	麝香	unguēntum,i,n.	软膏

(一) 特征

(1) 单数主格结尾为-us、-er 或-um。

(2) 单数属格词尾为-i。

(3) 属性:以-us 和-er 结尾的一般为阳性名词,以-um 结尾的为中性名词,如:

cibus,i,m. 餐、饭

cancer,cri,m. 癌

oculentum,i,n. 眼膏

但有少数名词例外,如:

virus,i,n. 病毒

crystallus,i,f. 结晶

carbasus,i,f. 纱布

alvus,i,f. 腹

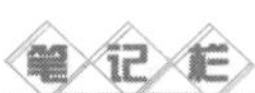

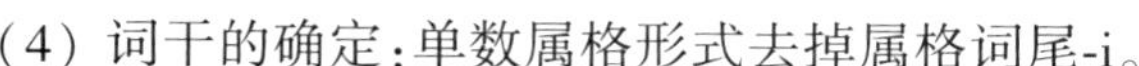
（4）词干的确定：单数属格形式去掉属格词尾-i。

（二）各格词尾（表 2-11）

表 2-11　第二变格法名词变格词尾

格＼数	sing.		plur.	
	m.	n.	m.	n.
nom.	-us，-er	-um	-i	-a
gen.	-i		-orum	
acc.	-um		-os	-a
abl.	-o		-is	

（三）变格示例（表 2-12，表 2-13）

表 2-12　oculus（i，m.眼　词干：ocul-）的变格

格＼数	sing.	plur.
nom.	oculus	ocul-i
gen.	ocul-i	ocul-orum
acc.	ocul-um	ocul-os
abl.	ocul-o	ocul-is

表 2-13　suppositorium（i，n.栓剂　词干：suppositori-）的变格

格＼数	sing.	plur.
nom.	suppositorium	suppositori-a
gen.	suppositori-i	suppositori-orum
acc.	suppositori-um	suppositori-a
abl.	suppositori-o	suppositori-is

（四）第二变格法名词的应用

1.主格

Syrupus　糖浆

Extractum Belladonnae　颠茄浸膏

2.属格

1 millilitrum Syrupi.　1ml 糖浆。

Oculentum Chloramphenicoli　氯霉素眼膏

Tabellae Reserpini　利舍平片

3.宾格

Recipe Syrupum Aurantii.　取橙皮糖浆。

Recipe Chloramphenicolum.　取氯霉素。

post cibos　饭后

ante cibos　饭前

4.夺格

Dilue Syrupo.　请用糖浆稀释。

Unguentum pro Oculis　眼膏

四、非同格定语及其变格

非同格定语：名词属格形式作定语，修饰另一名词，说明其所属关系、性质、特征等，置于所修饰名词之前（盐类药物名）或之后（制剂类药物名）。如：

Morphini Hydrochloridum　盐酸吗啡

Oleum Menthae　薄荷油

Capsulae Vitamini A et D　维生素 AD 胶囊

Oculentum Chloramphenicoli　氯霉素眼膏

在变格时，非同格定语不随所修饰名词的变化而变化。如：

Aqua Menthae　薄荷水（Aqua 为主格，Menthae 为属格）；

Recipe 100 millilitra Aquae Menthae　取 100ml 薄荷水（Aquae 为属格，Menthae 为属格）。

Adde Aquam Menthae　加薄荷水（Aquam 为宾格，Menthae 为属格）；

Solve Glucosum in Aqua Menthae　在薄荷水中溶解葡萄糖（Aqua 为夺格，Menthae 为属格）。

练习（Exercitia）

1.将下列单词变成单、复数各格形式

（1）cibus，i，m.　餐，饭

（2）cancer，cri，m.　癌

（3）millilitrum，i，n.　毫升

2.将下列拉丁语译成汉语

（1）Tinctura Iodi

（2）Tabellae Oxytetracyclini

（3）Syrupus Glycyrrhizae

（4）Adde Oleum Menthae

笔记栏

(5) Capsulae Reserpini

(6) Misce. Da. Signa.

(7) Oculentum Tetracyclini

(8) Unguentum Belladonnae

(9) Extractum Rhei

(10) Solve Glucosum in Aqua

3.将下列汉语译成拉丁语

(1) 甘草浸膏

(2) 五味子糖浆(Schisandra,ae,f.五味子属)

(3) 樟脑酊

(4) 薄荷油

(5) 取薄荷油 10ml。

(6) 加水至 100ml。

(7) 橙皮酊(aurantium,i,n.橘,橙)

（8）吗啡阿托品注射液

（9）混合，以便制成糖浆。

（10）取甘草浸膏100ml。

五、第三变格法名词

生词（Vocabula）

auris, is, f.	耳	os, ossis, n.	骨
anĭmal, ātis, n.	动物	Perilla, ae, f.	紫苏属
caulis, is, m.	茎，干	pertūssis, is, f.	百日咳
cortex, ĭcis, m.	皮	piscis, is, m.	鱼
Corydălis, is, f.	紫堇属；延胡索	Plantāgo, ĭnis, f.	车前属
Datūra, ae, f.	曼陀罗属	radix, īcis, f.	根
Digitālis, is, f.	毛地黄属；洋地黄	secāle, is, n.	黑麦，麦角
dens, dentis, m.	牙，齿	semen, ĭnis, n.	种子
emulsĭo, ōnis, f.	乳剂	senna, ae, f.	番泻叶
flos, floris, m.	花	solutĭo, ōnis, f.	溶液
jecur, ŏris, n.	肝	Zingĭber, ĕris, n.	姜属，姜

（一）特征

（1）单数主格的结尾有多种形式。

（2）单数属格词尾为-is。

（3）阳性、阴性、中性都有。

（4）词干的确定：单数属格形式去掉属格词尾-is，即为词干（表2-14）。

表2-14　第三变格法名词词干的确定

例　词	单数主格	单数属格	词　干
pulvis, eris, m.粉剂	pulvis	pulveris	pulver-
Digitalis, is, f.洋地黄属	Digitalis	Digitalis	Digital-

由于第三变格法名词的单数主格与单数属格形式变化较大，有些名词确定词干时要先变成单数属格形式，然后再去掉-is，因此在学习第三变格法名词时，除记住单数主格外，更要记住单数属格，这样才能正确确定词干。

笔记栏

（二）第三变格法名词的分类

第三变格法名词，按照单数主格与单数属格的音节数目相等与否，可分为不等音节名词和等音节名词。

1.不等音节名词

单数主格与单数属格的音节数不等。如：

cortex, icis, m.　皮

cortex（单数主格为两音节）

corticis（单数属格为三音节）

2.等音节名词

单数主格与单数属格的音节数相等。如：

piscis, is, m.　鱼

piscis（单数主格为两音节）

piscis（单数属格为两音节）

（三）第三变格法不等音节名词

1.各格词尾（表 2-15）

表 2-15　第三变格法不等音节名词变格词尾

格＼数	sing.			plur.		
	m.	f.	n.	m.	f.	n.
nom.	多种多样			-es		-a
gen.	-is			-um, -ium		
acc.	-em		同主格	-es		-a
abl.	-e			-ibus		

词干末尾为一个辅音字母时，复数属格词尾为-um；

词干末尾为二个辅音字母时，复数属格词尾为-ium。

2.变格举例（表 2-16，表 2-17）

表 2-16　radix（icis, f.根　词干：radic-）**的变格**

格＼数	sing.	plur.
nom.	radix	radic-es
gen.	radic-is	radic-um
acc.	radic-em	radic-es
abl.	radic-e	radic-ibus

表 2-17　semen（inis, n. 种子　词干：semin-）**的变格**

格＼数	sing.	plur.
nom.	semen	semin-a
gen.	semin-is	semin-um
acc.	semen	semin-a
abl.	semin-e	semin-ibus

3.应用

（1）主格

Daturae Flos　洋金花

Injectio Morphini et Atropini　吗啡阿托品注射液

Arecae Semen　槟榔

(2) 属格

Oleum Jecoris Piscis 鱼肝油

Coicis Semen 薏苡仁

(3) 宾格

Praepara Solutionem Glucosi pro Injectione. 配制注射用的葡萄糖溶液。

Recipe Injectionem Morphini et Atropini. 取吗啡阿托品注射液。

Signa: 10ml ter in die per os 请标记:每日三次,每次10ml,口服。

(4) 夺格

Herba cum Radice 带根的草

Aqua pro Injectione 注射用水

Pulvis pro Infantibus 婴儿散

(四) 第三变格法等音节名词

1.各格词尾(表2-18)

表2-18 第三变格法等音节名词变格词尾

格＼数	sing.			plur.		
	m.	f.	n.	m.	f.	n.
nom.	-is,-es		-e	-es		-ia
gen.	-is			-ium		
acc.	-em		同主格	-es		同主格
abl.	-e		-i	-ibus		

2.变格举例(表2-19,表2-20)

表2-19 caulis(is,m.茎、干 词干:caul-)**的变格**

格＼数	sing.	plur.
nom.	caulis	caul-es
gen.	caul-is	caul-ium
acc.	caul-em	caul-es
abl.	caul-e	caul-ibus

表2-20 secale(is,n.麦角 词干:secal-)**的变格**

格＼数	sing.	plur.
nom.	secale	secal-ia
gen.	secal-is	secal-ium
acc.	secale	secal-ia
abl.	secal-i	secal-ibus

3.应用

(1) 主格

Perillae Caulis 紫苏梗

(2) 属格

Digitalis Folium 洋地黄叶

Corydalis Rhizoma 延胡索

(3) 宾格

Recipe Perillae Caulem　取紫苏梗

练习(Exercitia)

1.把下列单词变成单、复数各格形式

(1) flos, floris, m.　花

(2) dens, dentis, m.　牙齿

(3) piscis, is, m.　鱼

(4) auris, is, f.　耳

2.将下列药名或句子译成汉语

(1) Extractum Zingiberis Liquidum

(2) Plantaginis Semen

(3) Pulvis pro Infantibus

(4) Aqua pro Injectione

(5) Perillae Caulis

(6) Digitalis Folium

(7) Praepara Solutionem Glucosi pro Injectione.

(8) Recipe 5 grammata Pulveris Rhei Radicis et Rhizomatis.

3.将下列药名或句子译成拉丁语

(1) 鱼肝油乳剂

(2) 大青叶(Isatis, idis, f.菘蓝属)

(3) 婴儿糖浆

(4) 洋金花注射液

(5) 姜酊

(6) 洋地黄片

(7) 牵牛子(Pharbitis, idis, f.牵牛属)

(8) 取穿心莲片(Andrographis, itis, f. 穿心莲属)。

(9) 取紫苏梗 10g。

(10) 取吗啡阿托品注射液 2ml。

六、第四变格法名词

生词（Vocabula）

arabĭcus, a, um	阿拉伯的	meridĭes, ei, f.m.	中午
cacao, indecl.n.	可可豆	mume, indecl.n.	乌梅
cervus, i, m.	鹿	novus, a, um	新的
cornu, us, n.	角	rabĭes, ei, f.	狂犬病
dies, ei, f.m.	日，天	rhizōma, atis, n.	根茎
dosis, is, m.（希）	剂量	scabĭes, ei, f.	疥疮
fructus, us, m.	果实	senna, ae, f.	番泻叶
ginseng, indecl.n.	人参	specĭes, ei, f.	种，茶剂
gramma, atis, n.	克	spirĭtus, us, m.	酊剂
gummi, indecl.n.	树胶	usus, us, m.	用途

（一）特征

（1）单数主格结尾为-us 或-u。

（2）单数属格词尾为-us。

（3）属性：以-us 结尾的为阳性，以-u 结尾的为中性。

（4）词干的确定：单数属格形式去掉属格词尾-us。

（二）各格词尾（表 2-21）

表 2-21　第四变格法名词词尾

数 / 格	sing.		plur.	
	m.	n.	m.	n.
nom.	-us	-u	-us	-ua
gen.	-us		-uum	
acc.	-um	-u	-us	-ua
abl.	-u		-ibus	

（三）变格举例（表 2-22，表 2-23）

表 2-22　usus（us，m.用途　词干：us-）**的变格**

数 / 格	sing.	plur.
nom.	usus	us-us
gen.	us-us	us-uum
acc.	us-um	us-us
abl.	us-u	us-ibus

表 2-23　cornu（us，n.角　词干：corn-）**的变格**

数 / 格	sing.	plur.
nom.	cornu	corn-ua
gen.	corn-us	corn-uum
acc.	corn-u	corn-ua
abl.	corn-u	corn-ibus

笔记栏

（四）应用

1.主格

Aurantii Fructus　枳壳

Spiritus Aurantii　橙皮酊

Cervi Cornu　鹿角

2.属格

Recipe 100 grammata Mori Fructus.　取 100g 桑椹。

3.宾格

ad usum externum　外用

4.夺格

pro usu externo　外用

七、第五变格法名词

（一）特征

(1) 单数主格结尾为-es。

(2) 单数属格词尾为-ei。

(3) 一般为阴性,下面两个名词的属性除外:

dies,ei,f.m.　日,天

meridies,ei,f.m.　中午

(4) 词干的确定:单数属格形式去掉属格词尾-ei。

（二）各格词尾(表 2-24)

表 2-24　第五变格法名词词尾

数 / 格	sing.	plur.
nom.	-es	-es
gen.	-ei	-erum
acc.	-em	-es
abl.	-e	-ebus

（三）变格举例(表 2-25)

表 2-25　meridies(ei, f. m.中午　词干:meridi-)**的变格**

数 / 格	sing.	plur.
nom.	meridies	meridi-es
gen.	meridi-ei	meridi-erum
acc.	meridi-em	meridi-es
abl.	meridi-e	meridi-ebus

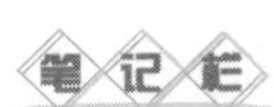

（四）应用

1.主格

Species Sennae　番泻叶茶剂

Species nova（sp.nov.）　新种

2.属格

Vaccinum Rabiei　狂犬病疫苗

Unguentum Scabiei　疥疮软膏

Recipe 5 millilitra Speciei Sennae.　取番泻叶茶剂 5ml。

3.宾格

ante meridiem　午前

post meridiem　午后

4.夺格

ter in die　一日三次

八、不变格名词

（一）基本特点

（1）大都为外来语词汇。

（2）没有数和格的变化。

（3）均为中性名词。

（二）字典格式

在字典中不变格名词后面注有 indecl.（为 indeclinabile 不变格一词的缩写），其后是属性和译文。如：

ginkgo，indecl. n.　银杏

ginseng，indecl. n.　人参

notoginseng，indecl. n.　三七

tangshen，indecl. n.　党参

gummi，indecl. n.　胶

（三）不变格名词的应用

1.主格

Gummi Arabicum　阿拉伯胶

2.属格

Mume Fructus　乌梅

Ginseng Radix et Rhizoma　人参

Oleum Cacao　可可豆油

Recipe 10 grammata Gummi Arabici　取 10g 阿拉伯胶

3.宾格

Recipe Gummi Arabicum　取阿拉伯胶

笔记栏

练习(Exercitia)

1.把下列单词变成单、复数各格形式

(1) fructus, us, m.　果实

(2) dies, ei, m.f.　日,天

2.将下列药名或句子译成汉语

(1) Spiritus Camphorae

(2) Ginkgo Semen

(3) Notoginseng Radix et Rhizoma

(4) Gummi Arabicum

(5) Recipe 100 grammata Unguenti Scabiei.

(6) Recipe 100 grammata Aurantii Fructus.

3.将下列药名或句子译成拉丁语

(1) 鹿角

(2) 橙皮酊

(3) 午后

(4) 可可豆油

笔记栏

（5）乌梅

（6）取疥疮软膏 10g。

第四节 形 容 词

一、形容词概述

形容词是用来表示人或事物特征或性质的变化词类。一般作定语，修饰名词，通常置于名词之后。如：

Liquor Compositus 复方溶液　　Liquor Fuscus 棕色溶液

1.一词有三性（阳性、阴性、中性），**分别用不同形式的词尾表示**（表 2-26）

表 2-26 形容词三性举例

阳性形式	阴性形式	中性形式	译文
albus	alba	album	白色的
compositus	composita	compositum	复方的

2. 形容词与所修饰的名词保持性、数、格的一致

（1）当形容词与所修饰的名词属于同一变格法时，形容词不仅与之性、数、格一致，而且词尾的形态也相同。如：

Syrupus Compositus 复方糖浆　　Oculentum Compositum 复方眼膏

Mistura Composita 复方合剂

（2）当形容词与所修饰的名词不属于同一变格法时，形容词与之性、数、格一致，而词尾的形态不同。如：

Pulvis Compositus 复方散剂　　Injectio Fusca 棕色注射剂

（3）当一个形容词形容两个或以上名词时，形容词只和邻近的名词保持性、数、格一致。如：

Genus（n.）et species（f.）nova（f.） 新属和新种

（4）为了加强语气或避免含糊不清，形容词亦可重复出现在每个名词之后。如：

Caulis glaber, folium glabrum. 茎无毛，叶无毛。

（5）药名中的形容词首字母要大写；在动植物学名中，形容词作种加词要小写。如：

Syrupus Simplex 单糖浆　　*Morus alba* L. 桑

（6）一个属格形式的名词和一个形容词同时修饰一个名词时，一般属格形式的名词

在前,形容词在其后,形容词要与所修饰的名词保持性、数、格一致。如:

Extractum Glycyrrhizae Liquidum　甘草流浸膏

二、形容词分类

形容词按变格法的不同分为第一类形容词和第二类形容词。

第一类形容词按第一和第二变格法名词的词尾变格,即阳性使用第二变格法阳性名词的词尾变格;中性使用第二变格法中性名词的词尾变格;阴性使用第一变格法名词的词尾变格。因此第一类形容词又称第一、二变格法形容词。

第二类形容词基本上按第三变格法等音节名词的词尾变格。因此,第二类形容词也称第三变格法形容词。

三、第一类形容词(第一、二变格法形容词)

生词(Vocabula)

acutus, a, um	锐利的	intērnus, a, um	内部的,内用的
albus, a, um	白色的	japonicus, a, um	日本的
amārus, a, um	苦的	liquĭdus, a, um	液状的
asper, ĕra, ĕrum	带刺的	Lonicĕra, ae, f.	忍冬属
aurantĭus, i, f.	橙树,橘树	Lygodĭum, i, n.	海金沙属
composĭtus, a, um	复方的	Morus, i, f.	桑属;桑树
cordātus, a, um	心形的	Moschus, i, m.	麝属;麝香
destillātus, a, um	蒸馏的	niger, gra, grum	黑色的
elātus, a, um	高的	parvus, a, um	小的
encephalĭtis, is, f.	脑炎,大脑炎	Pinus, i, f.	松属;松树
flavus, a, um	黄色的	pulvis, ĕris, m.	粉剂
fuscus, a, um	棕色的	ruber, bra, brum	红色的
glaber, bra, brum	无毛的	sibirĭcus, a, um	西伯利亚的
haemorrhagĭa, ae, f.	流血	siccus, a, um	干的
Houttuynia, ae, f.	蕺菜属	sinīster, tra, trum	左的,逆的
immatūrus, a, um	不成熟的	tatarĭcus, a, um	鞑靼族的

(一)特征

(1)单数主格阳性形式的结尾为-er或-us。

(2)阴性形式的结尾为-a。

(3)中性形式的结尾为-um。

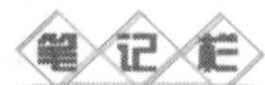

（二）字典格式

字典中列出的形容词格式依次为：单数主格阳性形式，单数主格阴性词尾，单数主格中性词尾和译文。如：

albus, a, um　白色的　　　　compositus, a, um　复方的

（三）变格公式和词干的产生

（1）变格公式：词干+词尾。

（2）词干的产生：由单数主格阴性形式去掉阴性词尾-a（表 2-27）。

（3）单数主格阴性形式的产生：方法同名词属格形式的产生一致。

表 2-27　第一类形容词词干

字典格式	单数主格阴性形式	词　干
compositus, a, um 复方的	composita	composit-
asper, era, erum 带刺的	aspera	asper-
niger, gra, grum 黑色的	nigra	nigr-

（四）各格词尾（表 2-28）

表 2-28　第一类形容词变格词尾

数 / 格	sing.			plur.		
	m.	f.	n.	m.	f.	n.
nom.	-us, -er	-a	-um	-i	-ae	-a
gen.	-i	-ae	-i	-orum	-arum	-orum
acc.	-um	-am	-um	-os	-as	-a
abl.	-o	-a	-o		is	

（五）变格示例（表 2-29，表 2-30）

表 2-29　compositus（a, um 复方的　词干：composit-）**的变格**

数 / 格	sing.			plur.		
	m.	f.	n.	m.	f.	n.
nom.	compositus	composit-a	composit-um	composit-i	composit-ae	composit-a
gen.	composit-i	composit-ae	composit-i	composit-orum	composit-arum	composit-orum
acc.	composit-um	composit-am	composit-um	composit-os	composit-as	composit-a
abl.	composit-o	composit-a	composit-o	composit-is	composit-is	composit-is

表 2-30　ruber（bra, brum 红色的　词干：rubr-）**的变格**

数 / 格	sing.			plur.		
	m.	f.	n.	m.	f.	n.
nom.	ruber	rubr-a	rubr-um	rubr-i	rubr-ae	rubr-a
gen.	rubr-i	rubr-ae	rubr-i	rubr-orum	rubr-arum	rubr-orum
acc.	rubr-um	rubr-am	rubr-um	rubr-os	rubr-as	rubr-a
abl.	rubr-o	rubr-a	rubr-o	rubr-is	rubr-is	rubr-is

（六）第一类形容词的应用

1.在药物名称中的应用

形容词在药名中说明药物的特征和性质，作定语，放在被修饰的名词或词组的后面，与被修饰的名词或词组保持性、数、格的一致，首字母要求用大写。如：

Syrupus Compositus　复方糖浆

Mistura Composita　复方合剂

Unguentum Compositum　复方软膏

Aurantii Fructus Immaturus　（不成熟的）枳实

Armeniacae Semen Amarum　（苦的）苦杏仁

Bungarus Parvus　（小的）金钱白花蛇

Injectio Composita　复方注射液

Paeoniae Radix Alba　白芍

Paeoniae Radix Rubra　赤芍

2.与名词属格同时修饰一名词时，放于名词属格后面

如：Mistura Glycyrrhizae Composita　复方甘草合剂

Syrupus Houttuyniae Compositus　复方鱼腥草糖浆

3.在动、植物学名中作种加词用小写

动、植物学名中的“种加词”大多数来源于形容词。用形容词做“种加词”，必须与“属名”（名词）保持性、数、格一致。如：

Morus alba L.　桑

Gastrodia elata Bl.　天麻

Moschus moschiferus L.　原麝

Lonicera japonica Thunb.　忍冬

4. 在器官和疾病名称中的应用

形容词说明器官和疾病的特征和性质，作定语，与被修饰的名词或词组保持性、数、格的一致。如：

Auris interna　内耳

Oculus sinister　左眼

Encephalitis acuta　急性脑炎

Haemorrhagia interna　内出血

练习（Exercitia）

1.将下列单词变成单复数各格形式

（1）albus，a，um　白色的

（2）niger，gra，grum　黑色的

（3）asper，era，erum　带刺的

2.将下列拉丁语译成汉语

（1）Aqua Destillata

笔记栏

(2) Capsulae Rubrae

(3) Tinctura Belladonnae Composita

(4) Extractum Polygalae Liquidum

(5) Recipe 10 millilitra Extracti Rhei Liquidi.

(6) Recipe 10 millilitra Tincturae Camphorae Compositae.

(7) Adde Aquam Destillatam ad 100 millilitra.

(8) Solve Glucosum in Aqua Destillata, ut fiat Solutio Glucosi.

3.将下列汉语译成拉丁语

(1) 白色片剂

(2) 黄色合剂

(3) 红色丸剂

(4) 芳香(aromaticus,a,um)薄荷水

(5) 棕色浸膏

(6) 甘草流浸膏

(7) 复方颠茄酊

(8) 复方远志流浸膏

(9) 取复方甘草流浸膏 10ml。

(10) 取复方人参注射液 2ml。

四、第二类形容词(第三变格法形容词)

生词(Vocabula)

acer, acris, acre	尖锐的;急性的;辛辣的	parvus, a, um	小的
carbo, onis, m.	碳	purus, a, um	纯的
chinēnsis, e	中国的	recens, entis	新鲜的
commūnis, e	普通的	remedĭum, i, n.	药
dulcis, e	甜的	salūber, bris, bre	健康的
expectŏrans, antis	祛痰的	silvēster, tris, tre	野生的
flavēscens, entis	淡黄色的	simplex, icis	单一的,单的
fortis, e	浓的,强的	sterilis, e	无菌的
levis, e	轻的,轻质的	subtīlis, e	精细的
magnus, a, um	大的	virĭdis, e	绿色的
medicinālis, e	药用的	vulgāris, e	普通的

(一) 特征与字典格式

第二类形容词按单数主格结尾不同分为:三尾形容词、二尾形容词、一尾形容词。

1.三尾形容词

(1) 特征:单数主格阳性结尾为-er,阴性结尾为-is,中性结尾为-e。

(2) 字典格式:字典中给出的第二类三尾形容词的格式依次为:单数主格阳性形式、阴性结尾、中性结尾和译文。如:

saluber, bris, bre　健康的　　celer, eris, ere　迅速的

acer, acris, acre　辛辣的

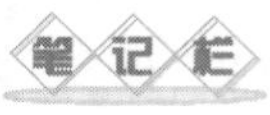

2.二尾形容词

(1) 特征:单数主格阳性、阴性结尾同为-is,中性结尾为-e。

(2) 字典格式:字典中给出的第二类二尾形容词的格式依次为:单数主格阳性和阴性形式、中性结尾和译文。如:

fortis,e　强的,浓的　　　　dulcis,e　甜的

在中医药拉丁语中,二尾形容词应用较多。

3.一尾形容词

(1) 特征:单数主格阳性、阴性、中性同有一个结尾,且无固定形式。

(2) 字典格式:字典中给出的第二类一尾形容词的格式依次为:单数主格三性形式、属格结尾(末尾的-is 为单数属格词尾)和译文。如:

simplex,icis　单一的　　　　recens,entis　新鲜的

(二) 变格公式及词干的产生

(1) 变格公式:词干+词尾。

(2) 词干的产生

1) 三尾形容词和二尾形容词将单数主格阴性形式去掉阴性词尾-is(表 2-31)。

表 2-31　三尾形容词和二尾形容词的词干

字典格式	单数主格阴性形式	词　干
silvester,tris,tre 野生的	silvestris	silvestr-
celer,eris,ere 迅速的	celeris	celer-
levis,e 轻的	levis	lev-
dulcis,e 甜的	dulcis	dulc-

2) 一尾形容词将单数属格形式去掉属格词尾-is(表 2-32)。

表 2-32　一尾形容词的词干

字典格式	单数属格形式	词　干
simplex,icis 简单的,单一的	simplicis	simplic-
sedans,antis 镇静的	sedantis	sedant-

(三) 各格词尾(表 2-33)

表 2-33　第二类形容词变格词尾

<table>
<tr><td rowspan="2">数
格</td><td colspan="3">sing.</td><td colspan="3">plur.</td></tr>
<tr><td>m.</td><td>f.</td><td>n.</td><td>m.</td><td>f.</td><td>n.</td></tr>
<tr><td rowspan="6">nom.</td><td colspan="3">三尾</td><td colspan="2" rowspan="6">-es</td><td rowspan="6">-ia</td></tr>
<tr><td>-er</td><td>-is</td><td>-e</td></tr>
<tr><td colspan="3">二尾</td></tr>
<tr><td colspan="2">-is</td><td>-e</td></tr>
<tr><td colspan="3">一尾</td></tr>
<tr><td colspan="3">多种多样</td></tr>
<tr><td>gen.</td><td colspan="3">-is</td><td colspan="3">-ium</td></tr>
<tr><td>acc.</td><td colspan="2">-em</td><td>同主格</td><td colspan="2">-es</td><td>同主格</td></tr>
<tr><td>abl.</td><td colspan="3">-i</td><td colspan="3">-ibus</td></tr>
</table>

(四) 变格示例(表 2-34,表 2-35,表 2-36)

表 2-34　三尾形容词 silvester(tris,tre 野生的　词干:silvestr-)**的变格**

数 / 格	sing.			plur.		
	m.	f.	n.	m.	f.	n.
nom.	silvester	silvestr-is	silvestr-e	silvestr-es	silvestr-es	silvestr-ia
gen.	silvestr-is	silvestr-is	silvestr-is	silvestr-ium	silvestr-ium	silvestr-ium
acc.	silvestr-em	silvestr-em	silvestr-e	silvestr-es	silvestr-es	silvestr-ia
abl.	silvestr-i	silvestr-i	silvestr-i	silvestr-ibus	silvestr-ibus	silvestr-ibus

表 2-35　二尾形容词 levis(e 轻的　词干:lev-)**的变格**

数 / 格	sing.			plur.		
	m.	f.	n.	m.	f.	n.
nom.	levis	levis	lev-e	lev-es	lev-es	lev-ia
gen.	lev-is	lev-is	lev-is	lev-ium	lev-ium	lev-ium
acc.	lev-em	lev-em	lev-e	lev-es	lev-es	lev-ia
abl.	lev-i	lev-i	lev-i	lev-ibus	lev-ibus	lev-ibus

表 2-36　一尾形容词 sedans(antis 镇静的　词干:sedant-)**的变格**

数 / 格	sing.			plur.		
	m.	f.	n.	m.	f.	n.
nom.	sedans	sedans	sedans	sedant-es	sedant-es	sedant-ia
gen.	sedant-is	sedant-is	sedant-is	sedant-ium	sedant-ium	sedant-ium
acc.	sedant-em	sedant-em	sedans	sedant-es	sedant-es	sedant-ia
abl.	sedant-i	sedant-i	sedant-i	sedant-ibus	sedant-ibus	sedant-ibus

(五) 第二类形容词的应用

第二类形容词修饰名词时,与所修饰的名词保持性、数、格一致。如:

Syrupus Simplex　单糖浆

Remedium Expectorans　祛痰药

Aqua Communis　常水

Carbo Medicinalis　药用碳

Tinctura Iodi Fortis　浓碘酊

Magnesii Oxydum Leve　轻质氧化镁

Pulvis Magnesii Oxydi Levis　轻质氧化镁粉

Liquor Ammoniae Fortis　浓氨溶液

Acidum Sulfuricum Forte　浓硫酸

Recipe Carbonem Medicinalem.　取药用碳。

Recipe 100 millilitra Syrupi Simplicis.　取单糖浆 100 毫升。

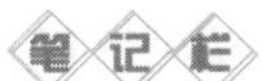

Adde Syrupum Simplicem ad 100 millilitra.　加单糖浆至 100 毫升。

Adde Syrupum Simplicem in Misturam.　向合剂里加单糖浆。

Adde Extractum Glycyrrhizae Liquidum in Syrupum Simplicem, ut fiat Syrupus Glycyrrhizae. 在单糖浆中加入甘草流浸膏,以便制成甘草糖浆。

Zingiberis Rhizoma Recens　生姜

Citri Reticulatae Pericarpium Viride　青皮

Sophora flavescens Ait.　苦参

五、同格定语及其变格

同格定语指形容词说明名词的特征和性质等,作定语,常置于所修饰名词之后,与所修饰的名词保持性、数、格一致。如:

Aqua Destillata　蒸馏水　　Extractum Liquidum　流浸膏

Tinctura Camphorae Composita　复方樟脑酊

同格定语与名词组成的词组在变格时,两者始终保持性、数、格的一致。如:

Aqua Destillata　蒸馏水

Recipe 100 millilitra Aquae Destillatae.　取 100ml 蒸馏水。

Adde Aquam Destillatam.　加蒸馏水。

Solve Glucosum in Aqua Destillata.　将葡萄糖溶解于蒸馏水中。

练习(Exercitia)

1.将下列单词变成单复数各格形式

(1) celer, eris, ere　迅速的

(2) dulcis, e　甜的

(3) simplex, icis　简单的,单一的

2.将下列拉丁语译成汉语,指出同格定语和非同格定语

(1) Syrupus Simplex

(2) Aqua Armeniacae Dulcis

(3) Aqua Destillata Recens

(4) Extractum Leonuri Herbae Recentis Liquidum

(5) Extractum Digitalis Folii Recentis Siccum

(6) Injectio Natrii Chloridi Fortis

(7) Tinctura Iodi Fortis

(8) Pulvis Rhei Compositus

(9) Liquor Acanthopanacis Corticis Sterilis pro Injectione

(10) Unguentum Zinci Oxydi pro usu externo

3.将下列汉语译成拉丁语

(1) 稀盐酸

(2) 常水

(3) 甜杏仁水

(4) 新鲜洋地黄叶

(5) 无菌的五加皮注射液

(6) 轻质氧化镁粉

笔记栏

（7）单软膏

（8）浓氨溶液

（9）祛痰药

（10）药用碳

第五节　前置词、副词和连接词

生词(Vocabula)

ante, praep.acc.	在……之前	infans, antis, m.f.	婴儿
bilis, is, f.	胆汁	intērnus, a, um	内部的
contra, praep.acc.	反对、抗、治	os, oris, n.	口
cum, praep.abl.	含	per, praep.acc.	经过，由
dies, ei, f.m.	日、天	post, praep.acc.	在……之后
in, praep.acc.abl.	向……里	pro, praep.abl.	为了，作……用
ana, adv.	各	rectum, i, n.	直肠
bene, adv.	好好地	sine, praep.abl.	不含
semel, adv.	一次	tussis, is, f.	咳嗽
bis, adv.	二次	usus, us, m.	用途
ter, adv.	三次	quantum, adv.	若干
quater, adv.	四次	seu, conj.	即，就是，或
cito, adv.	迅速地	ut, conj.	为，以便
et, conj.	和，与	-ve, vel, conj.	或者

一、前置词(praep.)

（一）概念

前置词是用来表示事物与事物或事物与行为、状态的关系的不变化词类。大多与名词连用，构成前置词短语，用来说明另一名词，作定语，常置于其后；或说明动词，作状语。如：

笔记栏

aqua pro Injectione　注射用水　　Sume post cibos　饭后服用

（二）字典格式

ante, praep. acc.　在……之前　　pro, praep. abl.　为了，代替

（三）分类

1. 要求宾格的前置词

（1）ad, praep.acc.　至，到，在……之内，用于

Adde Aquam ad 100 millilitra.　加水至100ml。

ad usum internum　内用　　ad usum externum　外用

（2）ante, praep.acc.　在……之前

ante cibum（复数 cibos）　饭前　　ante meridiem　午前

（3）post, praep.acc.　在……之后

post cibum（cibos）　饭后　　post meridiem　午后

（4）per, praep. acc.　经过

per os　口服　　per rectum　经直肠

（5）contra, praep.acc.　抗，治

Mistura contra Cancrum　抗癌合剂　　Syrupus contra Tussem　止咳糖浆

2. 要求夺格的前置词

（1）pro, praep.abl.　为了，作……用

Aqua pro Injectione　注射用水　　Pulvis pro Infantibus　婴儿散

（2）cum, praep.abl.　含，带

Arisaema cum Bile　胆南星

Uncariae Ramulus cum Uncis　（带钩）钩藤

（3）sine, praep.abl.　无，不含

Alcohol sine Aqua　无水乙醇　　Aqua sine Ammonia　无氨水

3. 要求宾格或夺格的前置词

in, praep.acc.abl.　向……里，呈……状态（表示动态）；在……里（表示静态）

Adde Glucosum in Aquam.　向水里加葡萄糖。

Bambusae Caulis in Taenias.　竹茹

Solve Glucosum in Aqua.　在水中溶解葡萄糖。

semel in die　一日一次　　bis in die　一日二次

ter in die　一日三次　　quater in die　一日四次

二、副词（adv.）

（一）概念

副词（adverbium，缩写为 adv.）是说明行为、状态或性质的特征的不变化词类。用来说明动词、形容词或副词，作状语。

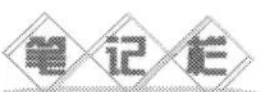

（二）字典格式

cito, adv. 迅速地

（三）常用副词

ana, adv. 各
bene, adv. 好好地
semel, adv. 一次
bis, adv. 二次
ter, adv. 三次
quater, adv. 四次
cito, adv. 迅速地
statim, adv. 立即
non, adv. 不，否
pure, adv. 纯地
satis, adv. 足够地
quantum, adv. 若干

（四）应用

pure albus 纯白的
Da cito! 迅速给予
Misce bene! 混合均匀
Bene signa! 妥善标记
semel in die 一日一次
bis in die 一日二次
ter in die 一日三次
quater in die 一日四次

三、连接词(conj.)

（一）概念

连接词(conjunctio，缩写为 conj.)是用来连接词、词组、句子的不变化词类。

（二）字典格式

et, conj. 和，与

（三）分类

1. 并列连接词

(1) et, conj. 和，与

Capsulae Vitamini A et D 维生素 AD 胶丸
Morphinum et Atropinum 吗啡和阿托品
Injectio Morphini et Atropini 吗啡阿托品注射液

生物定名人如果是两人共同命名，常用 et 连接。如：

Coptis deltoidea C.Y.Cheng et Wils. 三角叶黄连

在中药材中，如果药用部位包括两个不同部位时，一般用 et 连接。

Rhei Radix et Rhizoma 大黄

(2) vel 或-ve(后置词)，conj.或

bis vel ter in die 一日两或三次
ter quaterve in die 一日三或四次

(3) seu, conj. 即，就是

alcohol seu spiritus vini 乙醇即酒精

在中药材拉丁名中，如果药材来自不同属的动物或植物，一般用/连接。如果药用部分包括两个不同部位时，也有用 seu 连接的。如：

Lasiosphaera/Calvatia 马勃
Acanthopanacis Senticosi Radix et Rhizoma seu Caulis 刺五加

笔记栏

2. 从属连接词

ut, conj.　为了,便于

Bene misce, ut fiat Unguentum.　均匀混合,以便制成软膏。

Divide in partes aequales, ut fiant Pilulae.　分为等份,以便制成丸剂。

练习(Exercitia)

1.将下列拉丁语译成汉语

(1) Adde Aquam ad 10(decem) millilitra.

(2) ante meridiem

(3) post cibos

(4) Mistura contra Dysenteriam(痢疾)

(5) per os

(6) Aqua pro Injectione

(7) Arisaema cum Bile

(8) Adde Aquam Menthae in Misturam.

(9) Solve Glucosum in Aqua, ut fiat Solutio Glucosi.

(10) ad usum externum

笔记栏

2.将下列汉语译成拉丁语

（1）外用

（2）婴儿散

（3）饭前

（4）口服

（5）胆南星

（6）吗啡阿托品注射液

（7）维生素 AD 胶囊

（8）在水中溶解葡萄糖。

（9）混合，以便制成散剂。

（10）加蒸馏水至 100ml。

第六节 语法总复习

一、语法部分小结

（一）拉丁语词类共分九种（表 2-37）

表 2-37 拉丁语词类

词	类	含 义	示 例
变化词类	名词	表示人或事物的名称	aqua 水
	动词	表示人或事物的行为或状态	recipere 取
	代词	代替名词的词	ego 我
	形容词	表示人或事物的特征或性质	albus 白色的
	数词	表示人或事物的数量或次序	unus 一个
不变化词类	副词	表示行为的状态或特征	cito 迅速地
	前置词	表示名词与其他词类的关系	pro 为了
	连接词	连接单词、词组或句子	et 和
	感叹词	表示感情的变化	oh！啊！

（二）动词简介（表 2-38）

表 2-38 动词的分类及命令式构成

变位法	不定式	命令式
第一变位法	signare	signa
第二变位法	miscere	misce
第三变位法	sumere	sume
第四变位法	deglutire	degluti

（三）名词特征

1.名词的性、数、格（表 2-39）

表 2-39 名词的性、数、格

名词的变化		示 例
性	阳性（m.）	cortex,icis,m.树皮
	阴性（f.）	pilula,ae,f.丸剂
	中性（n.）	extractum,i,n.浸膏
数	单数（sing.）	capsula 胶囊
	复数（plur.）	capsulae 胶囊

笔记栏

续表

名词的变化		示 例
格	主格(nom.)	作主语,mistura 合剂
	属格(gen.)	作定语,misturae 合剂的
	宾格(acc.)	作宾语,misturam 将合剂
	夺格(abl.)	作状语,mistura 被合剂

2. 名词的分类、分类依据及词干的确定(表 2-40)

表 2-40 名词的变格法

变格法	分类依据为单数属格词尾	例词主格	例词属格	词 干
一	-ae	aqua	aquae	aqu-
二	-i	extractum	extracti	extract-
三	-is	piscis	piscis	pisc-
四	-us	fructus	fructus	fruct-
五	-ei	dies	diei	di-

3.名词的变格公式

词干+词尾

(四) 形容词分类、变格及语法特点

1.形容词分类(表 2-41)

表 2-41 形容词的分类

分 类		示 例
第一类形容词		albus,a,um 白色的
第二类形容词	三尾	acer,acris,acre 辛辣的
	二尾	fortis,e 浓的
	一尾	simplex,icis 简单的

2.形容词的变格

(1) 变格公式:词干+词尾

(2) 形容词词干的产生

1) 第一类形容词词干的产生:由单数主格阴性形式去掉阴性词尾-a,即得词干。

2) 第二类形容词词干的产生:

三尾和二尾形容词由单数主格阴性形式去掉阴性词尾-is,即得词干。

一尾形容词由单数属格形式去掉属格词尾-is,即得词干。

3.语法特点

形容词在应用中,与所修饰的名词始终保持性、数、格一致。

（五）非同格定语和同格定语

1.非同格定语

指名词用属格形式修饰另一名词，作定语。放在被修饰名词前或后。如：

Morphini Hydrochloridum　盐酸吗啡

Oleum Menthae　薄荷油

非同格定语与名词组成的词组在变格时，仅主格名词变格，非同格定语始终用属格不变。如：

Recipe Pilulas Camphorae.　取樟脑丸。

2.同格定语

指形容词修饰名词，作定语，和被说明的名词性、数、格一致。如：

Mistura Composita　复方合剂

同格定语与名词组成的词组在变格时，两者始终保持性、数、格一致。如：

Adde Misturam Compositam ad 100 millilitra.　请加复方合剂至100ml。

3.非同格定语与同格定语同时修饰一个名词时，一般同格定语置于非同格定语之后

如：

Tinctura Belladonnae Composita　复方颠茄酊

Recipe Tincturam Belladonnae Compositam.　取复方颠茄酊。

二、语法部分总复习题

1.写出下列动词的命令式

（1）signo，are　标记

（2）praeparo，are　配制

（3）do，are　给予

（4）addo，ere　加

（5）sumo，ere　服用

2.写出下列名词的属格形式和词干

（1）liquor，oris，m.

笔记栏

(2) cancer, cri, m.

(3) rhizoma, atis, n.

(4) fructus, us, m.

(5) scabies, ei, f.

(6) belladonna, ae, f.

(7) zingiber, eris, n.

(8) digitalis, is, f.

3.按语法要求，将下列单词组成词组并译成汉语

(1) et, morphinum, atropinum, injectio

(2) ammonia, liquor, fortis

(3) glycyrrhiza, mistura, opium, cum

(4) jecur, oleum, piscis, concentratus

(5) compositus, tabella, ephedra

(6) bilis, arisaema, cum

(7) meridies, ante

(8) cibus, post

4.指出下列单词中的同格定语和非同格定语,并译成汉语

(1) Aqua Armeniacae Dulcis

(2) Injectio Daturae Floris Composita

(3) Oleum Jecoris Piscis Dilutum

(4) Tintura Iodi Fortis

(5) Zinci Oxydum

(6) Mistura Camphorae Composita

(7) Solve Glucosum in Aqua Destillata.

(8) Bene misce, ut fiant Pilulae Glycyrrhizae.

5.将形容词"复方的"拉丁语以适当形式填入空白,组成词组

(1) Injectio ______________________________

(2) Liquor ______________________________

(3) Syrupus ______________________________

(4) Tabellae ______________________________

(5) Unguentum ______________________________

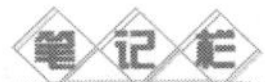

6.将下列汉语译成拉丁语

（1）盐酸吗啡注射液

（2）迅速给予！

（3）复方樟脑酊

（4）口服

（5）注射用水

（6）一日二次

（7）均匀混合，以便制成合剂。

（8）在蒸馏水中加入葡萄糖，以便制成葡萄糖溶液。

第二部分 PPT

第三部分 命名（Locutiones Latinae Usitatae）

第一节 生物的命名

一、生物命名概述

（一）生物分类等级

世界上生物的种类极其繁多，生物学家通常依据它们的形态特征和亲缘关系，将生物自上而下地依次分为：

界（regnum，植物界为 regnum vegetabile，动物界为 regnum animantium）

门（植物为 divisio，动物为 phylum）

纲（classis）

目（ordo）

科（ familia）

属（genus）

种（species）

种是生物分类的基本单位。

由形态特征相似、亲缘关系相近的种归为属，再依次归为科、目、纲、门、直至植物界和动物界。

根据分类的需要，在某些分类等级中，有时还采用一些辅助的分类等级，如加“亚”（sub-），则组成亚门（植物为 subdivisio，动物为 subphylum）、亚纲（subclassis）、亚目（subordo）、亚科（subfamilia）、亚属（subgenus）、亚种（subsepcies）等。在中医药拉丁语中，常用到的分类等级是科、属、种。

（二）生物的命名

由于世界上各国语言文字的差异，同一种植物或同一种动物在不同的国家，甚至同一国家的不同地区都有其习用的名称，极易产生同名异物或同物异名的混乱现象。这对于科学普及和国际的文化交流都是不利的。

在动、植物的命名上，国际动、植物学会规定了动、植物的统一的科学名称，即“学名”（nomen scientificum），以消除语言障碍，避免混乱，规范名称。学名是以拉丁文来命名的。如采用其他文字时，必须使其拉丁化。由于生物学的发展，有的也加入其他文字的拼音形式，如：汉语拼音 chuanxiong 是川芎的种加词，tangshen 是川党参的种加词。

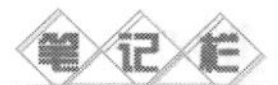

二、植物学名命名法

目前,植物学名的命名,采用的是1753年瑞典植物学家林奈(Carl von Linne 1707~1778)所倡导的"双名法"(nomenclatura binominalis),规定每种植物学名由两个拉丁词组成。

植物学名的组成:属名+种加词+命名人

属名:某一植物所隶属的属的名称。用名词单数主格,有阳性、阴性、中性,以阴性为多,起首字母要大写。

种加词:标志某一植物种的作用。可以是形容词(同格定语)、名词主格(同位定语)和名词属格(非同格定语),起首字母要小写。

命名人:首次合格发表该名称的定名人的姓名的缩写,起首字母大写。

其中属名、种加词为斜体,命名人为正体。如:

Morus alba L. 桑

Parax ginseng C.A.Mey. 人参

(一)属名

属是由相类似的种聚合而成。属名是各级分类群中最重要的名称,不仅是种加词依附的支柱,也是科级名称构成的基础。属的名称是一个单数名词或作为单数名词来处理的词,属名可以是任何来源的词(表3-1)。

表3-1 常见属名的来源

来源	举例	说明
古拉丁语或古希腊语的固有名称	天门冬属 Asparagus	古希腊语石刁柏
	蔷薇属 Rosa	古拉丁语蔷薇花
地名	台湾杉属 Taiwania	中国台湾
	荆芥属 Nepeta	意大利地名 Nepeta
	福建柏属 Fokienia	中国福建
	柑橘属 Citrus	巴勒斯镇名
	杏属 Armeniaca	亚洲西部亚美尼亚
	南芥属 Arabis	指模式种的产地阿拉伯
地方俗名	荔枝属 Litchi	荔枝的广东俗名 litchi
	银杏属 Ginkgo	日本名(金果)ginkgo
古代传说	睡莲 Nymphaea	森林与河流女神
	芍药属 Paeonia	希腊神话中的医生名 Paeon
	蒿属 Artemisia	女神 Artemis
	水仙 Narcissus	希腊少年

笔记栏

续表

来　源	举　例	说　明
植物的生活习性	石斛属 Dendrobium	希腊语 dendron 树木+bion 生活,指本属植物多生活在树上
	荸荠属 Eleocharis	希腊语 elos 沼泽+charis 喜悦,指本属某些植物喜欢生活在沼泽地中
	岩高兰属 Empetrum	指本属植物常生于岩石上
文字游戏	马蹄香属 Saruma	将细辛属 Asarum 的首字母调到末位
植物的形态特征	凤仙花属 Impatiens	来自拉丁语 Impatiens 急躁的,指本属植物的蒴果成熟后一触即裂
	桔梗属 Platycodon	来自希腊语 platys 宽广+kodon 钟,指本属植物的花冠宽钟形
	慈菇属 Sagittaria	指叶为箭头形
植物性味功能	甘草属 Glycyrrhiza	希腊语"根甜",指该植物的根具特异甜味
	人参属 Panax	能医百病的,指本属植物能治疗多种疾病
	地榆属 Sanguisorba	sanguis 血+sorba 吸收,指本属植物能止血,中医讲是凉血止血
	马兜铃属 Aristolochia	希腊语"利于分娩",指该属某些植物具有催产作用
人名	合欢属 Albizia	为了纪念德国自然科学家 Filippo del Albizzi
	倭竹属 Shibataea	为了纪念日本植物学家柴田桂太 K. Shibata
	假紫珠属(钟木属)Tsoongia	为了纪念中国植物学家钟观光 K.K.Tsoong
	木兰属 Magnolia	为了纪念法国植物学家 Pierre Magnol
属名加前后缀	半蒴苣苔属 Hemiboea	旋蒴苣苔属 Boea+前缀 hemi 一半
	白及属 Bletilla	非洲白及属 Bletia+后缀-ella 小

由此可见,属名的来源广泛,因此在建立属名时,或对已建立的属名运用规则作解释时,必须十分慎重,要以严肃的科学态度加以研究和判断,以便在构词、词源、词义及语音上,尽可能精益求精。

属名是单数主格名词,其本身的性属决定着随后形容词种加词的性属,因此识别属名的性属特别重要(表 3-2)。

表 3-2　常见属名的性属

性　属	词　尾	举　例
阳性	-us	Cervus,i,m.鹿属
	-er	Aster,eris,m.紫菀属
	-ex	Atriplex,plicis,m.滨藜属
阴性	-a	Rosa,ae,f.蔷薇属
	-es	Abies,entis,f.冷杉属
	-is	Corydalis,is,f.紫堇属
	-ix	Coix,coicis,f.薏苡属
中性	-um	Bupleurum,i,n.柴胡属

（二）种加词

植物的种加词用于区别同属中不同种，又称种区别词，在学名中是第二个词，种加词一律用小写。种加词可以取自任何来源，甚至可以任意组成。例如：

Panax ginseng C. A. Mey.　人参

Panax notoginseng (Burk) F. H. Chen　三七

在连续书写同属中不同种时，可以从第二个学名开始，属名用缩写形式，一般只写属名开头的第一个或前两个辅音（双辅音）字母。如：

Stemona sessilifolia (Miq.) Miq.　（无柄花的）直立百部

S. japonica (Bl.) Miq.　（日本的）蔓生百部

S. tuberosa Lour.　（球茎的）对叶百部

Rheum palmatum L.　掌叶大黄

Rh. tanguticum Maxim ex Balf.　唐古特大黄

Rh. officinale Baill.　药用大黄

种加词的来源

1. 形容词（同格定语）

大多数种加词为形容词，在语法上必须与属名保持性、数、格一致（表 3-3）。

表 3-3　来源于形容词的种加词

来　源	举　例	说　明
植物的形态特征	桔梗 *Platycodon grandiflorum* (Jacq.) A.DC.	grandis 大的+flos 花，表示该植物的花大
	掌叶大黄 *Rheum palmatum* L.	来自 palmatus 掌状的，表示该植物的叶呈掌状分裂
	银杏 *Ginkgo biloba* L.	表示该植物的叶二裂
地名	当归 *Angelica sinensis* (Oliv.) Diels	中国的
	蔓生百部 *Stemona japonica* (Bl.) Miq.	日本的
	使君子 *Quisqualis indica* L.	印度的
	甘草 *Glycyrrhiza uralensis* Fisch.	乌拉尔山的
	车前 *Plantago asiatica* L.	亚洲的
	大戟 *Euphorbia pekinensis* Rupr.	北京的
	玄参 *Scrophularia ningpoensis* Hemsl.	宁波产的
植物生态习性	黄花蒿 *Artemisia annua* L.	一年生的
	问荆 *Equisetum arvense* L.	田野生的
植物的用途	厚朴 *Magnolia officinalis* Rehd. et Wils.	药用的
	红花 *Carthamus tinctorius* L.	染料用的
	常山 *Dichroa febrifuga* Lour.	退热药，表示该植物能退热
俗名	龙眼 *Dimocarpus longan* Lour.	汉语龙眼
人名	宜山（秦氏）石楠 *Photinia chingiana* Hand.-Mazz.	纪念中国植物学家秦仁昌

2. 同格名词(同位定语)

种加词用一个与属名同格(主格)的名词,无须与其性别一致。如:

Cinnamomum camphora (L.)Presl　樟

Atropa belladonna L.　颠茄

3.名词属格(非同格定语)

大多引用人名姓氏,无须与属名保持性别一致。

(1) 引入姓氏,如:华东覆盆子 *Rubus chingii* Hu。种加词 chingii 是为了纪念中国植物学家秦仁昌。

(2) 普通名词单数或复数属格,如:高良姜 *Alpinia officinarum* Hance。种加词 officinarum 是 officina(药房)的复数属格形式。

在鉴定某一标本时,如不能判断,可在属名后面加缩写 sp.,表示该标本不能作具体种的鉴定。如 *Zanthoxylum* sp.表示花椒属中的一个未定种。

如用 spp.则表示同属中几个未定种,如 *Berberis* spp.表示小檗属中几个未定种。

(三) 命名人

植物学名中,命名者一般只用其姓,为了区分同姓人,可加注名字的缩写。起首字母大写。如王文采 W. T. Wang。

关于命名人的几点说明:

(1) 命名者的姓氏,一定要用拉丁字母拼缀。1979 年以后发表新学名的中国人名姓氏,一律采用汉语拼音拼写。

(2) 按照国际规则,命名人的姓放在最后,并且全写,名可以简化,用大写第一个字母,后加黑点,以避免造成混乱。

(3) 命名人的姓氏如较长也可以缩写,方式有:

1) 字首连有两个以上辅音字母时,可将辅音字母保留,其余省略。如 Bl. (Blume)。

2) 为二音节者,一般缩写到第二个元音字母之前。如 Thunb. (Thunberg)。

3) 为三音节者,一般缩写到第三个元音字母前。如 Maxim.(Maximowicz)。

4) 著名作者的习惯缩写应该保留。如 Linn.或 L.(Linnaeus),DC.(De Candolle)。

5) 我国命名人的姓氏多为单音节词,比较简短,一般不缩写。如秦仁昌 Ching;胡先骕 Hu;肖培根 Hsiao;周太炎 Cheo。我国命名者的名一般只写开头第一个字母,姓在后,名在前。如程静容 C. Y. Cheng。

6) 命名人为植物学家的子女,则在其姓后加 f.(filius 儿子)或加 fil.(filia 女儿),如紫菀 *Aster tataricus* L. f.(命名人是林奈的儿子),新疆霸王 *Zygophyllum sinkiangense* Liou fil.(命名人是刘慎愕的女儿)等。

(4) et 插在两命名人之间,表示该植物是两人共同发表的。如:

Magnolia officinalis Rehd. et Wils.厚朴

(5) 由两个以上命名人共同完成命名时,则在第一命名人后加上 et al.,代表还有其他命名人。如:

Sinodoxa corydalifolia C.Y.Wu,Z.L.Wu et R.F.Huang 华福花,可写成 *Sinodoxa corydalifolia* C.Y.Wu et al.

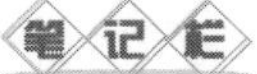

(6) 在两命名人之间加前置词 in 或 apud(ap.),表示第一人提出特征描述,符合国际

命名法规的各项要求,但不是在自己的著作中合格发表,而是在后者的著作中公之于众。如:

Adenophora hunanensis Nannf. in Hand.-Zucc. 杏叶沙参

(7) 在两命名人之间加 ex,表示前者提供的生物特征,未满足合格发表的各项规定而不能发表,这样的命名按理在命名法中是没有地位的,后者提供的特征描述合格发表,出于某种原因(多是道义上的),后者在发表名称时,仍把原提出该名称的作者作为该名称的命名者。如:

Millettia dielsiana Harms ex Diels 香花崖豆藤,该植物虽经 Harms 提出,但 Diels 作了合格发表。

(8) 学名后有用括号括起来的命名人,表示该学名为重新组合名。括号内的是第一次发现并命名该植物的学者,由于其当时把该分类群放置的分类地位弄错了,后者发现并给予纠正,然后重新发表。如:

Angelica sinensis (Oliv.) Diels　当归

(9) 某些栽培植物的学名后附有 Hort.(Hortulanorum 园艺家的缩写),表示此栽培植物是园艺家们培育出来的,没有哪个植物学家正式为它命名。如:

Ligusticum chuanxiong Hort. 川芎

(四) 种下等级

种是生物分类的基本单位,种下等级在动物中只有亚种,在植物中有亚种、变种、变型。种以下分类群的命名采用"三名法"。

亚种(subspecies):与明确的种具有地理分布和生态上的不同,缩写为 ssp.。亚种的命名规则:

属名+种加词+命名人+ssp. +亚种加词+亚种命名人

如:*Adenophora hunanensis* Nannf. ssp. *huadungensis* Hong　华东杏叶沙参

变种(varietas):在形态上与明确的种有区别,缩写为 var.。变种的命名规则:

属名+种加词+命名人+var. +变种加词+变种命名人

如:*Asarum heterotropoides* Fr. Schmidt var. *mandshuricum* (Maxim.) Kitag.　北细辛

变型(forma):是分类等级中的最小单位,主要是指个体群或个体上出现的细小差异,如叶的锯齿,花冠或果实的颜色、花瓣或叶的斑纹、有无毛等,缩写为 f.。变型的命名规则:

属名+种加词+命名人+f.+变型加词+变型命名人

如:*Armeniaca mume* Sieb. f.*viridicalyx* (Makino) T. Y. Chen　绿萼梅

值得注意的是变种(亚种、变型)符号的首字母不需要大写,整个符号也不需要排成斜体。但是变种(亚种、变型)加词需要小写,并且要求排成斜体。

(五) 名称发表的标记

创建一个新的名称,在其第一次发表时,通常在新名称后标记:

fam. nov.新科;gen. nov.新属;sp. nov.新种;subsp. nov.新亚种;var. nov.新变种;f. nov.新变型等。

(六) 异名

按照《国际植物命名法规》,每种植物只有一个学名,按优先律选用最早合格发表的

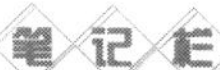

名称,其他名称在文献引证时按年代先后写在括号内列于后。如:

Panax ginseng C. A. Mey.（*P. schin-seng* Ness） 人参

三、植物科名的组成

模式属名的词干+后缀-aceae,构成一个阴性复数主格形容词,以便和植物一词的拉丁名 plantae(单数形式为 planta)保持性、数、格一致,起首字母大写。

常见药用植物科名:

苏铁科 Cycadaceae
银杏科 Ginkgoaceae
松科 Pinaceae
柏科 Cupressaceae
桑科 Moraceae
马兜铃科 Aristolochiaceae
蓼科 Polygonaceae
小檗科 Berberidaceae
防己科 Menispermaceae
木兰科 Magnoliaceae
樟科 Lauraceae
蔷薇科 Rosaceae
远志科 Polygalaceae
大戟科 Euphorbiaceae
五加科 Araliaceae
马鞭草科 Verbenaceae
茜草科 Rubiaceae
天南星科 Araceae
百合科 Liliaceae
姜科 Zingiberaceae
兰科 Orchidaceae

但有些科名拉丁文是在《国际植物命名法则》公布之前已经有的,由于长期使用已被全世界植物学家所接受,成为保留科名,这些科是:

十字花科 Cruciferae
藤黄科 Guttiferae
伞形科 Umbelliferae
唇形科 Labiatae
豆科 Leguminosae
菊科 Compositae
棕榈科 Palmae
禾本科 Gramineae

四、动物学名命名法

仍然采用林奈的双名法。与植物命名法的区别:

(1) 某动物学名的属名改变,种加词不变而重新组合,在原命名人外面加括号放在学名最后,不写组合人的姓氏或姓名。如:

Agkistrodon acutus (Güenther) 五步蛇

(2) 在种下只有亚种一个分类等级,如某动物为亚种,则采用三名法,在种加词后直接加亚种加词,不用加 ssp.。如:

Gallus gallus domesticus Brisson 鸡

(3) 某一动物属于亚属,则将亚属名放在属名和种加词之间,外加括号。如:

Chinemys(*Goclemy*)*reevesii* (Gray) [注:该亚属已提升为属]乌龟

笔记栏

(4) 重名：

有些动物的属名和种加词拼缀相同。如：

Meretrix meretrix Linnaeus　文蛤

五、动物科名的组成

模式属名的词干+后缀-idae，构成一个阴性复数主格形容词。如：

鹿科 Cervidae，来自鹿属 *Cervus*

牛科 Bovidae，来自牛属 *Bos*

马科 Equidae，来自马属 *Equus*

六、常用药用动、植物学名

(一) 动物学名

Agkistrodon acutus (Güenther)　五步蛇

Bos taurus domesticus Gmelin　牛

Cervus nippon Temminck　梅花鹿

Gekko gecko Linnaeus　蛤蚧

Trionyx sinensis Wiegmann　鳖

Haliotis discus hannai Ino　皱纹盘鲍

Manis pentadactyla Linnaeus　穿山甲

Moschus berezovskii Flerov　林麝

Saiga tatarica Linnaeus　赛加羚羊

Ursus arctos Linnaeus　棕熊

(二) 植物学名

Cordyceps sinensis (Berk.) Sacc.　冬虫夏草

Poria cocos (Schw.) Wolf　茯苓

Cycas revoluta Thunb.　苏铁

Ginkgo biloba L.　银杏

Pinus massoniana Lamb.　马尾松

Platycladus orientalis (L.) Franco　侧柏

Sarcandra glabra (Thunb.) Nakai　草珊瑚

Morus alba L.　桑

Rheum palmatum L.　掌叶大黄

Polygonum multiflorum Thunb.　何首乌

Aconitum carmichaeli Debx.　乌头

Coptis chinensis Franch.　黄连

Magnolia officinalis Rehd. et Wils.　厚朴

Schisandra chinensis (Turcz.) Baill.　五味子

Cinnamomum cassia Presl　肉桂

Corydalis yanhusuo W. T. Wang　延胡索

Isatis indigotica Fort.　菘蓝

Eucommia ulmoides Oliv.　杜仲

Astragalus membranaceus (Fisch.) Bge.　膜荚黄芪

Glycyrrhiza uralensis Fisch.　甘草

Phellodendron amurense Rupr.　黄檗

Polygala tenuifolia Willd.　远志

Aquilaria sinensis (Lour.) Gilg　白木香

Panax ginseng C. A. Mey.　人参

Panax notoginseng (Burk.) F. H. Chen　三七

Acanthopanax gracilistylus W. W. Smith　细柱五加

Angelica sinensis (Oliv.) Diels　当归

Angelica dahurica (Fisch. ex Hoffm.) Benth. et Hook. f.　白芷

Bupleurum chinensis DC.　柴胡

Cornus officinalis Sieb. et Zucc.　山茱萸

Gentiana scabra Bge.　龙胆

Salvia miltiorrhiza Bge.　丹参

Leonurus japonica Houtt.　益母草

Mentha haplocalyx Briq.　薄荷

Scrophularia ningpoensis Hemsl.　玄参

笔记栏

Rehmannia glutinosa Libosch.　地黄

Andrographis paniculata (Burm. f.) Nees 穿心莲

Lonicera japonica Thunb.　忍冬

Platycodon grandiflorus (Jacq.) A. DC.　桔梗

Codonopsis pilosula (Franch.) Nannf.　党参

Dendranthema morifolium (Ramat.) Tzvel. 菊花

Artemisia annua L.　黄花蒿

Aster tataricus L. f.　紫菀

Carthamus tinctorius L.　红花

Coix lacrymajobi L. var. *mayuen* (Roman.) Stapf 薏苡

Arisaema erubescens (Wall.) Schott 天南星

Pinellia ternate (Thunb.) Breit. 半夏

Lilium brownii F. E.Brown. var. *viridulum* Backer 百合

Ophiopogon japonicus (Thunb.) Ker-Gawl. 麦冬

Crocus sativus L. 番红花

Zingiber officinale Rosc. 姜

Gastrodia elata Bl. 天麻

Bletilla sriata (Thunb.) Reichb. f. 白及

Dendrobium nobile Lindl. 金钗石斛

练习(Exercitia)

1. 举例说明学名中出现 ssp. var. f.的含意

2. 举例说明在学名中出现 et，ex 的含意

3. 将下列学名译成拉丁语

(1) 益母草

(2) 杜仲

(3) 远志

(4) 银杏

(5) 甘草

笔记栏

(6) 人参

(7) 茯苓

(8) 当归

(9) 掌叶大黄

(10) 蛤蚧

第二节　中药的命名

一、中药材的命名规则

中药材按来源可分为植物药、动物药和矿物药。为了使中药材名称统一、规范,有利于对外贸易和国际学术交流,《中华人民共和国药典》(一部)在每一种中药材的中文名和汉语拼音名的后面,都附有中药材拉丁名。目前我国还没有中药材拉丁名命名法规,下面介绍的中药材命名规则,是根据中国药典中的中药材拉丁名总结归纳而来的。

(一) 动、植物类药材的命名

动物类药材和植物类药材的命名规则基本相同,均包括药用部位名和动、植物名两部分,基本格式为:

药用动、植物名(名词属格)+药用部位名(名词主格)

其中药用部位名用名词单数主格形式置于后,药用动、植物名用名词单数属格形式置于前。因特殊需要,可在药名后加形容词、连接词和前置词短语,说明入药部位名,表示该药材的某种特征、性质或来源。中药材拉丁名中的名词和形容词起首字母要大写,连接词和前置词一般小写。

由于中药材的来源复杂,在实际命名时,常采用以下方法:

1. 动、植物属名+药用部位名

这样的情况包括:

(1) 一属只有一种动植物作药材用,如:

Ginkgo Semen　白果

Eucommiae Cortex　杜仲

Galli Gigerii Endothelium Corneum　鸡内金

(2) 同属中几种动植物作同一种药材用,如:

Haliotidis Concha　石决明

Ephedrae Herba　麻黄

Asari Radix et Rhizoma　细辛

Coptidis Rhizoma　黄连

(3) 同属中有几种动植物,其中一种首先采用这种命名法,如:

Equi Calculus　马宝　　Magnoliae Flos　辛夷

Atractylodis Rhizoma　苍术　　Gentianae Radix et Rhizoma　龙胆

2. 动植物学名+药用部位名

(1) 同属有多种动植物,分别作不同的药材用。如:

Angelicae Sinensis Radix　当归　　Angelicae Dahuricae Radix　白芷

(2) 同属中有几种动植物,其中一种药材的命名已经采用了属名,其余者用这种方法命名。如:

Saigae Tataricae Cornu　羚羊角　　Magnoliae Officinalis Cortex　厚朴

3. 动、植物属名(或动、植物学名)+药用部位名+形容词

表示药材特征、性质、炮制加工、着生部位等的形容词要与所修饰的药用部位名保持性、数、格一致,形容词置于最后。如:

Cervi Cornu Pantotrichum　(全面有毛的)鹿茸

Armeniacae Semen Amarum　(苦的)苦杏仁

Amomi Fructus Rotundus　(近圆形的)豆蔻

Aurantii Fructus Immaturus　(不成熟的)枳实

Citri Reticulatae Pericarpium Viride　(绿色的)青皮

Zingiberis Rhizoma Recens　(新鲜的)生姜

Aconiti Radix Cocta　(制备的)制川乌

Aconiti Lateralis　(侧边生的)Radix Praeparata　附子

Paeoniae Radix Alba　(白色的)白芍

Wenyujin Rhizoma Concisum　(切成片的)片姜黄

4. 动、植物属名+药用部位名+前置词短语,或动、植物属名+前置词短语。

如:Arisaema cum Bile　(含胆汁)胆南星

Uncariae Ramulus cum Uncis　(带钩状)钩藤

Bambusae Caulis in Taenias　(呈带状)竹茹

5. 种加词+药用部位名

这种命名法常用于来源不易混淆的药材,多为习惯用法,如:

Belladonnae Herba　颠茄草　　Notoginseng Radix et Rhizoma　三七

Ginseng Radix et Rhizoma　人参

6. 药用部位有两个以上,以 et 连接;同一种药材来源于不同种的动、植物,以/隔开。

如:Testudinis Carapax et Plastrum　龟甲

Meretricis Concha/Cyclinae Concha　蛤壳

Lasiosphaera/Calvatia　马勃

Notopterygii Rhizoma et Radix　羌活

Cremastrae Pseudobulbus/Pleiones Pseudobulbus　山慈菇

Rhei Radix et Rhizoma　大黄

7. 部分动物藻类、菌类、地衣等,仅用属名作药材拉丁名。

笔记栏

如:Moschus　麝香　　Cordyceps　冬虫夏草

Hippocampus　海马

Aloë　芦荟

Poria　茯苓

8. 少数药材名仅用种加词。

如:Gecko　蛤蚧

Catechu　儿茶

9. 习惯用名(通常为动物类药材的拉丁原名)。

如:Mel　蜂蜜

Margarita　珍珠

Scorpio　全蝎

10. 俗名+药用部位名,此种命名法仅用于少数药材的命名,常为习惯用法。

如:Moutan Cortex　牡丹皮

(二) 矿物类药材的命名

1. 用矿物的固有拉丁名,或在原矿物名的后面加形容词。

如:Alumen　白矾

Magnetitum　磁石

Calamina　炉甘石

Gypsum Ustum　煅石膏

Cinnabaris　朱砂

Halloysitum Rubrum　赤石脂

2. 用原矿物所含的主要化学成分的拉丁名或化学成分拉丁名加形容词。

如:Hydrargyri Oxydum Rubrum　红粉

Natrii Sulfas Exsiccatus　玄明粉

Natrii Sulfas　芒硝

Sulfur　硫磺

二、制剂类药物的命名规则

药物在临床使用前须制成适合于医疗或应用的剂型,如丸剂、片剂、胶囊、酊剂、注射液等。制剂类药物是指以中西药物为原料,根据药典或其他处方,应用药学方法制成的具有一定剂型和规格的药剂。制剂类药物的拉丁名称由剂型名和原料药名两部分组成。基本格式为:

剂型名(名词主格)+原料药名(名词属格)

剂型名用名词主格形式置于前,原料药名用名词属格形式置于剂型名称之后,做定语,修饰剂型名,也可用形容词修饰剂型名,置于最后。剂型名和原料药名的起首字母均要求大写。

剂型名如果是可数名词(如片剂 tabella、丸剂 pilula、胶囊 capsula、栓剂 suppositorium 等)应该用其复数主格形式,如果是不可数名词(如酊剂 tinctura、注射液 injectio、合剂 mistura、溶液 liquor、浸膏 extractum 等)应该用其单数形式。

(一) 化学药物制剂的命名

化学药物制剂的原料药名常为化学药物的名称,如:

Tabellae Diazepami　地西泮(安定)片

Injectio Natrii Chloridi　氯化钠注射液

Tinctura Iodi　碘酊

Capsulae Vitamini A et D　维生素 AD 胶丸

Oculentum Tetracyclini　四环素眼膏

Oleum Jecoris Piscis　鱼肝油

(二) 中药制剂的命名

中药制剂的原料药常为动、植物类药材,其名称与中药拉丁名中的药用动、植物名基本一致,常有下面类型:

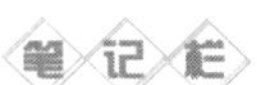

1. 剂型名+动、植物属名

剂型名用名词主格形式，属名用名词属格形式。如：

Tabellae Andrographitis　穿心莲片　　Tinctura Polygalae　远志酊

Mistura Glycyrrhizae　甘草合剂　　Tinctura Zingiberis　姜酊

Extractum Rhei　大黄浸膏

如有形容词，应置于最后，与剂型名保持性、数、格一致。名词、形容词起首字母均要大写，如：

Mistura Glycyrrhizae Composita　复方甘草合剂

Extractum Rhei Liquidum　大黄流浸膏

2. 剂型名+动、植物学名种加词

Aqua Armeniacae　杏仁水　　Tabellae Belladonnae　颠茄片

Tinctura Aurantii　橙皮酊

3. 剂型名+动、植物学名

Tabellae Acanthopanacis Senticosi　刺五加片

Tabellae Salviae Miltiorrhizae Compositae　复方丹参片

4. 剂型名+中药材名

Pulvis Bubali Cornus Concentratus　（浓缩的）水牛角浓缩粉

Extractum Eriobotryae Folii　枇杷叶浸膏

5. 中药提取物制剂的命名

中药提取物（如生物碱、苷类、酚类等）的制剂命名，与化学药物制剂的命名法相同，如：

Nebula Ephedrini　麻黄碱喷雾剂　　Tabellae Agrimopholi　鹤草酚片

Tabellae Neoandrographolidi et Andrographolidi　穿心莲苷酯片

6. 不标明原料药的制剂名

在一些剂型名称之后，不标明原料药物名称，而是用形容词、前置词短语、疾病名称的属格形式作定语，表明该制剂的功效、用途、性质、使用对象及适应证等。如：

Pulvis pro Infantibus　婴儿散

Pulvis Miliariae（Miliaria，ae，f.痱子）　痱子粉

Pulvis pro Clavo（Clavus，i，m.鸡眼）　鸡眼散

Spiritus Aromaticus（Aromaticus，a，um 芳香的）　芳香醑

目前我国中药制剂的命名尚无统一的法规，一般来说，单味原料药的制剂和主药突出的一些复方制剂可按上述方法形成拉丁名称，而多数成方制剂尚无拉丁名，中国药典中仅收载有中文名和汉语拼音名。如：

十全大补丸　Shiquan Dabu Wan

川贝枇杷糖浆　Chuanbei Pipa Tangjiang

小儿腹泻外敷散　Xiao'er Fuxie Waifu San

笔记栏

三、常用药用部位拉丁名

常用药用部位拉丁名见表3-4。

表3-4 常用药用部位拉丁名

拉丁语	汉语	拉丁语	汉语
arillus	假种皮	oviductus	输卵管
bulbus	鳞茎	pericarpium	果皮
cacumen	枝梢	periostracum	皮壳
calculus	结石	petiolus	叶柄
calyx	花萼	placenta	胎盘
caulis	茎、藤	plumula	胚芽
concha	贝壳	pollen	花粉
corium	真皮	pseudobulbus	假鳞茎
cornu	角	radix	根
cortex	树皮、根皮	ramulus	小枝,嫩枝
exocarpium	外果皮	receptaculum	花托
flos	花	resina	树脂
folium	叶	retinervus	维管束
fructus	果实	rhizoma	根茎
galla	虫瘿	semen	种子
herba	全草	spica	花穗
lignum	心材、木材	spina	棘刺
medulla	髓	spora	孢子
nodus	节	squama	鳞甲
nux	果核	stamen	雄蕊
oleum	油	stigma	柱头
os	骨	thallus	叶状体

四、常用剂型拉丁名

常用剂型拉丁名见表3-5。

表3-5 常用剂型拉丁名

拉丁语	汉语	拉丁语	汉语
aërosolum	气雾剂	collunarium	洗鼻剂
ampulla	安瓿剂	collutorium	漱口剂
aqua	水剂	collyrium	洗眼剂
auripilula	耳丸剂	decoctum	煎剂

笔记栏

续表

拉丁语	汉语	拉丁语	汉语
auristilla	滴耳剂	elixir	酏剂
capsula	胶囊剂	emplastrum	硬膏剂
emulsio	乳剂	naristilla	滴鼻剂
enema	灌肠剂	nebula	喷雾剂
extractum	浸膏剂	oculentum	眼膏
gargarisma	含漱剂	oleum	油剂
glycerinum	甘油剂	pasta	糊剂
granula	冲剂	pilula	丸剂
gutta	滴剂	pulvis	粉(散)剂
infusum	浸剂	solutio	溶液剂
inhalatio	吸入剂	spiritus	醑剂
injectio	注射剂	suppositorium	栓剂
linimentum	搽剂	syrupus	糖浆剂
liquor	溶液	tabella	片剂
lotio	洗剂	tinctura	酊剂
mistura	合剂	unguentum	软膏剂

五、常用中药材拉丁名

Acanthopanacis Cortex 五加皮
Acanthopanacis Senticosi Radix et Rhizoma seu Caulis 刺五加
Achyranthis Bidentatae Radix 牛膝
Aconiti Kusnezoffii Radix 草乌
Aconiti Lateralis Radix Praeparata 附子
Aconiti Radix 川乌
Acori Tatarinowii Rhizoma 石菖蒲
Adenophorae Radix 南沙参
Agkistrodon 蕲蛇
Agrimoniae Herba 仙鹤草
Albiziae Cortex 合欢皮
Albiziae Flos 合欢花
Alismatis Rhizoma 泽泻
Aloë 芦荟
Alpiniae Oxyphyllae Fructus 益智
Amomi Fructus Rotundus 豆蔻
Amomi Fructus 砂仁
Andrographis Herba 穿心莲
Anemarrhenae Rhizoma 知母
Angelicae Dahuricae Radix 白芷
Angelicae Pubescentis Radix 独活
Angelicae Sinensis Radix 当归
Apocyni Veneti Folium 罗布麻叶
Aquilariae Lignum Resinatum 沉香
Arecae Semen 槟榔
Arisaema cum Bile 胆南星
Arisaematis Rhizoma 天南星
Aristolochiae Radix 马兜铃
Armeniacae Semen Amarum 苦杏仁
Arnebiae Radix 紫草
Artemisiae Annuae Herba 青蒿
Artemisiae Argyi Folium 艾叶
Artemisiae Scopariae Herba 茵陈
Asari Radix et Rhizoma 细辛
Asini Corii Colla 阿胶

Asparagi Radix	天冬
Asteris Radix et Rhizoma	紫菀
Astragali Radix	黄芪
Atractylodis Macrocephalae Rhizoma	白术
Atractylodis Rhizoma	苍术
Aucklandiae Radix	木香
Aurantii Fructus	枳壳
Aurantii Fructus Immaturus	枳实
Bambusae Caulis in Taenias	竹茹
Belamcandae Rhizoma	射干
Bletillae Rhizoma	白及
Borneolum Syntheticum	冰片
Bovis Calculus	牛黄
Buddlejae Flos	密蒙花
Bungarus Parvus	金钱白花蛇
Bupleuri Radix	柴胡
Calamina	炉甘石
Carthami Flos	红花
Caryophylli Flos	丁香
Cassiae Semen	决明子
Catechu	儿茶
Celosiae Cristatae Flos	鸡冠花
Cervi Cornu	鹿角
Cervi Cornu Pantotrichum	鹿茸
Chaenomelis Fructus	木瓜
Chrysanthemi Flos	菊花
Chrysanthemi Indici Flos	野菊花
Chuanxiong Rhizoma	川芎
Cibotii Rhizoma	狗脊
Cinnabaris	朱砂
Cinnamomi Cortex	肉桂
Cinnamomi Ramulus	桂枝
Citri Reticulatae Pericarpium	陈皮
Citri Reticulatae Pericarpium Viride	青皮
Clematidis Radix et Rhizoma	威灵仙
Codonopsis Radix	党参
Coicis Semen	薏苡仁
Coptidis Rhizoma	黄连
Corni Fructus	山茱萸
Corydalis Rhizoma	延胡索
Crataegi Fructus	山楂
Croci Stigma	西红花
Crotonis Fructus	巴豆
Curcumae Radix	郁金
Curcumae Rhizoma	莪术
Cyathulae Radix	川牛膝
Cynanchi Atrati Radix et Rhizoma	白薇
Cynanchi Paniculati Radix et Rhizoma	徐长卿
Cynanchi Stauntonii Rhizoma et Radix	白前
Dalbergiae Odoriferae Lignum	降香
Daturae Flos	洋金花
Dendrobii Caulis	石斛
Desmodii Styracifolii Herba	广金钱草
Dioscoreae Rhizoma	山药
Dipsaci Radix	续断
Echinopsis Radix	禹州漏芦
Ecliptae Herba	墨旱莲
Ephedrae Herba	麻黄
Epimedii Folium	淫羊藿
Eriobotryae Folium	枇杷叶
Eucommiae Cortex	杜仲
Euodiae Fructus	吴茱萸
Eupatorii Herba	佩兰
Eupolyphaga Steleophaga	土鳖虫
Farfarae Flos	款冬花
Foeniculi Fructus	小茴香
Forsythiae Fructus	连翘
Fraxini Cortex	秦皮
Fritillariae Cirrhosae Bulbus	川贝母
Gardeniae Fructus	栀子
Gastrodiae Rhizoma	天麻
Gecko	蛤蚧
Genkwa Flos	芫花
Gentianae Macrophyllae Radix	秦艽

Gentianae Radix et Rhizoma	龙胆	Mylabris	斑蝥
Ginkgo Semen	白果	Natrii Sulfas	芒硝
Ginseng Radix et Rhizoma	人参	Notoginseng Radix et Rhizoma	三七
Glechomae Herba	连钱草	Notopterygii Rhizoma et Radix	羌活
Glehniae Radix	北沙参	Ophiopogonis Radix	麦冬
Glycyrrhizae Radix et Rhizoma	甘草	Oryzae Nongglutionsae Semen	粳米
Haliotidis Concha	石决明	Ostreae Concha	牡蛎
Houttuyniae Herba	鱼腥草	Paeoniae Radix Alba	白芍
Inulae Flos	旋覆花	Paeoniae Radix Rubra	赤芍
Inulae Herba	金沸草	Perillae Caulis	紫苏梗
Isatidis Folium	大青叶	Perillae Folium	紫苏叶
Isatidis Radix	板蓝根	Periplocae Cortex	香加皮
Jujubae Fructus	大枣	Persicae Semen	桃仁
Lasiosphaera/Calvatia	马勃	Peucedani Radix	前胡
Leonuri Herba	益母草	Pharbitidis Semen	牵牛子
Ligustri Lucidi Fructus	女贞子	Phellodendri Chinensis Cortex	黄柏
Lilii Bulbus	百合	Pheretima	地龙
Linderae Radix	乌药	Pinelliae Rhizoma	半夏
Lonicerae Flos	山银花	Plantaginis Herba	车前草
Lonicerae Japonicae Caulis	忍冬藤	Platycladi Semen	柏子仁
Lonicerae Japonicae Flos	金银花	Platycladi Cacumen	侧柏叶
Lycii Cortex	地骨皮	Platycodonis Radix	桔梗
Lycii Fructus	枸杞子	Pogostemonis Herba	广藿香
Lycopi Herba	泽兰	Polygalae Radix	远志
Lysimachiae Herba	金钱草	Polygoni Cuspidati Rhizoma et Radix	虎杖
Magnoliae Flos	辛夷	Polygoni Multiflori Caulis	首乌藤
Magnoliae Officinalis Cortex	厚朴	Polygoni Multiflori Radix	何首乌
Magnoliae Officinalis Flos	厚朴花	Polygoni Tinctorii Folium	蓼大青叶
Mantidis Oötheca	桑螵蛸	Poria	茯苓
Margarita	珍珠	Prunellae Spica	夏枯草
Menispermi Rhizoma	北豆根	Pseudostellariae Radix	太子参
Menthae Haplocalycis Herba	薄荷	Psoraleae Fructus	补骨脂
Mori Cortex	桑白皮	Puerariae Lobatae Radix	葛根
Mori Folium	桑叶	Pulsatillae Radix	白头翁
Morindae Officinalis Radix	巴戟天	Pyritum	自然铜
Moschus	麝香	Pyrrosiae Folium	石韦
Moslae Herba	香薷	Rehmanniae Radix	地黄
Moutan Cortex	牡丹皮	Rhapontici Radix	漏芦
Mume Fructus	乌梅		

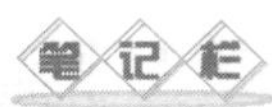

Rhei Radix et Rhizoma	大黄
Rhododendri Mollis Flos	闹羊花
Rosae Laevigatae Fructus	金樱子
Rubi Fructus	覆盆子
Saigae Tataricae Cornu	羚羊角
Salviae Miltiorrhizae Radix et Rhizoma	丹参
Sanguisorbae Radix	地榆
Saposhnikoviae Radix	防风
Sappan Lignum	苏木
Sargassum	海藻
Sargentodoxae Caulis	大血藤
Schisandrae Chinensis Fructus	五味子
Schizonepetae Herba	荆芥
Scolopendra	蜈蚣
Scorpio	全蝎
Scrophulariae Radix	玄参
Scutellariae Radix	黄芩
Sennae Folium	番泻叶
Sepiae Endoconcha	海螵蛸
Siegesbeckiae Herba	豨莶草
Siraitiae Fructus	罗汉果
Sophorae Flavescentis Radix	苦参
Sophorae Flos	槐花
Sophorae Tonkinensis Radix et Rhizoma	山豆根
Spatholobi Caulis	鸡血藤
Stemonae Radix	百部
Stephaniae Tetrandrae Radix	防己
Strychni Semen	马钱子
Talci Pulvis	滑石粉
Testudinis Carapax et Plastrum	龟甲
Tetrapanacis Medulla	通草
Trachelospermi Caulis et Folium	络石藤
Trichosanthis Fructus	瓜蒌
Trichosanthis Radix	天花粉
Trionycis Carapax	鳖甲
Tsaoko Fructus	草果
Typhae Pollen	蒲黄
Uncariae Ramulus cum Uncis	钩藤
Violae Herba	紫花地丁
Vladimiriae Radix	川木香
Xanthii Fructus	苍耳子
Zaocys	乌梢蛇

练习(Exercitia)

1. 将下列拉丁语译成汉语

(1) Ephedrae Herba

(2) Glycyrrhizae Radix

(3) Coptidis Rhizoma

(4) Daturae Flos

(5) Lycii Fructus

(6) Isatidis Folium

(7) Ginkgo Semen

(8) Cervi Cornu Pantotrichum

(9) Cinnamomi Cortex

(10) Bovis Calculus

(11) Tinctura Camphorae Composita

(12) Injectio Glucosi et Natrii Chloridi

(13) Guttae Sulfacetamidi Natrici

(14) Suppositoria Glycerini

(15) Tabellae Acidi Folici

(16) Pulvis pro Infantibus

(17) Pulvis Bubali Cornus Concentratus

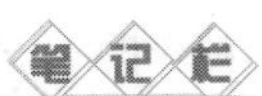

(18) Tabellae Salviae Miltiorrhizae Compositae

(19) Tinctura Aurantii

(20) Mistura Glycyrrhizae Composita

2. 将下列汉语译成拉丁语

(1) 半夏

(2) 苦杏仁

(3) 钩藤

(4) 大黄

(5) 大青叶

(6) 板蓝根

(7) 注射用水

(8) 鱼肝油乳剂

(9) 四环素眼膏

（10）婴儿散

（11）阿片酊（opium，i，n. 阿片）

（12）吗啡阿托品注射液

（13）复方大黄散

（14）利舍平片

（15）维生素 AD 胶囊

（16）甘草流浸膏

（17）鹿角

（18）麝香

（19）胆南星

笔记栏

（20）复方穿心莲片

第三节 化学药品和生物制品的命名

生词(Vocabula)

acetĭcus, a, um	醋酸的	calcĭum, i, n.	钙
acĭdum, i, n.	酸	citrĭcus, a, um	枸橼酸的
aequālis, e	相等的，均等的	chlorātus, a, um	氯化的
alcŏhol, ōlis, m.n.	乙醇，酒精	concentrātus, a, um	浓缩的
aluminĭum, i, n.	铝	cryodesiccātus, a, um	冻干的
antitoxīnum, i, n.	抗毒素	dilūtus, a, um	冲淡的，稀释的
atropīnum, i, n.	阿托品	diphtherĭcus, a, um	白喉的
aurantĭum, i, n.	橘，橙	fortis, e	浓的，强的
benzylpenicillīnum, i, n.	青霉素	fumans, āntis	发烟的，冒烟的
borĭcus, a, um	硼酸的	glaciālis, e	冰的
bromĭdum, i, n.	溴化物	hydrargȳrum, i, n.	汞
hydrochlorĭcus, a, um	盐酸的	purificātus, a, um	精制的
hydroxydātus, a, um	氢氧化的	phenobarbitālum, i, n.	苯巴比妥
hydroxȳdum, i, n.	氢氧化物	rabĭes, ēi, f.	狂犬病
kalĭcus, a, um	钾的	salicylĭcus, a, um	水杨酸的
morbīlli, ōrum, m.plur.	麻疹	siccus, a, um	干的
morphīnum, i, n.	吗啡	sulfadiazīnum, i, n.	磺胺嘧啶
natrĭcus, a, um	钠的	sulfurōsus, a, um	亚硫酸的
nitrōsus, a, um	亚硝酸的	tetanĭcus, a, um	破伤风的
oxydātus, a, um	氧化的	toxoĭdum, i, n.	类毒素
oxȳdum, i, n.	氧化物	vaccīnum, i, n.	菌苗，疫苗
pertūssis, is, f.	百日咳	vivus, a, um	活的

一、酸类药物的命名规则

（一）酸类药物命名法

表示酸的名词 acidum 用主格形式置于前，表示酸的种类的形容词置于后，并与 acidum 保持性、数、格的一致。

（二）基本格式

Acidum+形容词(-ĭcum 正酸)

笔记栏

(-ōsum 亚酸)

例如：

Acidum Aceticum　醋酸

Acidum Boricum　硼酸

Acidum Citricum　枸橼酸

Acidum Hydrochloricum　盐酸

Acidum Salicylicum　水杨酸

Acidum Sulfuricum　硫酸

Acidum Sulfurosum　亚硫酸

如有表示酸类药物的特征或性质的形容词，可将其置于最后，与 acidum 保持性、数、格一致。例如：

Acidum Aceticum Glaciale　冰醋酸

Acidum Nitricum Fumans　发烟硝酸

Acidum Hydrochloricum Dilutum　稀盐酸

Acidum Sulfuricum Forte　浓硫酸

(三) 酸类药物名称的变格

酸类药物名称在变格时，组成酸的两部分都要变格，酸的种类的形容词要始终与 acidum 保持性、数、格一致。例如：

Acidum Boricum　硼酸

Unguentum Acidi Borici　硼酸软膏

Unguentum Acidi Borici Compositum　复方硼酸软膏

Recipe Unguentum Acidi Borici Compositum.　取复方硼酸软膏。

Recipe 10(decem) grammata Unguenti Acidi Borici Compositi.　取复方硼酸软膏 10 克。

Acidum Hydrochloricum　盐酸

Acidum Hydrochloricum Dilutum　稀盐酸

Recipe Acidum Hydrochloricum Dilutum.　取稀盐酸。

Recipe 10 (decem) millilitra Acidi Hydrochlorici Diluti.　取稀盐酸 10 毫升。

二、油类药物的命名规则

(一) 油类药物命名法

表示油的名词 oleum 用主格形式置于前，原料药物名称用名词属格形式置于后。

(二) 基本格式

Oleum(名词主格)+原料药物名称(名词属格)

例如：

Oleum Aurantii　橙皮油

Oleum Jecoris Piscis　鱼肝油

Oleum Menthae　薄荷油

Oleum Ricini　蓖麻油

如有表示油的特征或性质的形容词，可将其置于最后，并与 oleum 保持性、数、格一致。例如：

Oleum Jecoris Piscis Concentratum　浓鱼肝油

(三) 油类药物名称的变格

油类药物名称在变格时，只变 oleum，原料药物名仍用属格形式，不变格，作 oleum 的非同格定语。例如：

笔记栏

Recipe Oleum Menthae. 取薄荷油。

Recipe 5 (quinque) millilitra Olei Menthae. 取薄荷油 5 毫升。

三、酸盐、卤化物、氧化物及氢氧化物等药物的命名规则

(一) 酸盐类药物的命名

酸盐类药物名称由表示金属离子、生物碱、抗生素等的阳性基团(正根)和表示酸根的阴性基团(负根)两部分组成。正根用名词属格形式置于前,作负根的非同格定语,负根用名词主格形式置于后,作主语。基本格式是:

正根(名词属格)(金属离子、生物碱、抗生素等) +负根(名词主格)(某酸盐)

例如:

Argenti Nitras 硝酸银

Atropini Sulfas 硫酸阿托品

Codeini Phosphas 磷酸可待因

Kalii Arsenis 亚砷酸钾

Natrii Nitris 亚硝酸钠

Natrii Salicylas 水杨酸钠

Morphini Hydrochloridum 盐酸吗啡

Tetracyclini Hydrochloridum 盐酸四环素

(二) 卤化物、氧化物、氢氧化物类药物的命名

卤化物、氧化物、氢氧化物类药物的名称是由金属离子的阳性基团(正根)和表示某化合物的负根两部分组成。正根用名词属格形式置于前,作非同格定语,负根用名词主格置于后,作主语。基本格式是:

正根(金属离子)(名词属格)+负根(某化合物)(名词主格)

例如:

Aluminii Hydroxydum 氢氧化铝

Kalii Bromidum 溴化钾

Natrii Chloridum 氯化钠

Zinci Oxydum 氧化锌

如有形容词表示酸盐类、卤化物、氧化物、氢氧化物等类药物的特征时,可将形容词置于药名的末尾,与负根名词保持性、数、格一致。

Hydrargyri Oxydum Flavum 黄氧化汞

在制剂类药物的拉丁语名称中,要注意药物名对剂型名词在语法上是说明的关系,应将药物名称中本来为主格形式的名词变为属格形式。例如:

Mistura Kalii Iodi 碘化钾合剂

Tabellae Calcii Gluconatis 葡萄糖酸钙片

Tabellae Morphini Hydrochloridi 盐酸吗啡片

Unguentum Zinci Oxydi 氧化锌软膏

四、某些偏酸性有机药物盐类的命名规则

(一) 命名法

某些偏酸性有机药物如巴比妥类、磺胺类及青霉素等,由于它们呈酸性或弱酸性,能与碱金属钾或钠生成水溶性的钾盐或钠盐。这类药物的命名是将药物名称用名词主格置于前,碱金属离子用形容词置于后作定语,和药名保持性、数、格一致。

笔记栏

（二）基本格式

偏酸性有机药物名（名词主格）+碱金属离子（形容词）

如：

Phenobarbitalum Natricum　苯巴比妥钠

Sulfadiazinum Natricum　磺胺嘧啶钠

Benzylpenicillinum Kalicum　青霉素钾

Benzylpenicillinum Natricum　青霉素钠

Phenobarbitalum Natricum pro Injectione　注射用苯巴比妥钠

Benzylpenicillinum Kalicum pro Injectione　注射用青霉素钾

五、生物制品命名规则

（一）生物制品命名法

生物制品名称是由类别名和病名两部分组成。我国药典采用类别名取名词主格形式置于前，病名用名词属格形式或形容词置于后，形容词要与类别名保持性、数、格一致。

（二）基本格式

类别名（名词主格）+病名（名词属格或形容词）

例如：

Antitoxinum Tetanicum　破伤风抗毒素　　Vaccinum Pertussis　百日咳菌苗

Toxoidum Diphthericum　白喉类毒素　　Vaccinum Rabiei　狂犬病疫苗

生物制品一般多用形容词说明生物制品的性状、特征，形容词与类别名名词保持性、数、格一致，置于最后。例如：

Antitoxinum Tetanicum Purificatum　精制破伤风抗毒素

Antitoxinum Tetanicum Purificatum Cryodesiccatum　冻干精制破伤风抗毒素

Vaccinum Morbillorum Vivum Cryodesiccatum　冻干麻疹活疫苗

练习（Exercitia）

1. 指出下列药名中的形容词，并译成中文

（1）Acidum Citricum

（2）Acidum Sulfuricum

（3）Acidum Sulfurosum

（4）Acidum Folicum

(5) Acidum Sulfuricum Forte

(6) Acidum Aceticum Glaciale

(7) Acidum Nitricum Fumans

(8) Acidum Hydrochloricum Dilutum

2. 翻译下列词组和句子

(1) Acidum Boricum

(2) Unguentum Acidi Borici

(3) Unguentum Acidi Borici Compositum

(4) Recipe Unguentum Acidi Borici Compositum.

(5) Recipe 10 grammata Unguenti Acidi Borici Compositi.

(6) Oleum Ricini Compositum

(7) Recipe Oleum Ricini.

(8) Recipe 10 millilitra Olei Ricini.

(9) Phenobarbitalum Natricum

(10) Phenobarbitalum Natricum pro Injectione

(11) Calcii Lactas

(12) Zinci Sulfas

(13) Natrii Hydroxydum

(14) Natrii Chloridum

(15) Ephedrini Hydrochloridum

(16) Codeini Phosphas

(17) Tabellae Codeini Phosphatis

(18) Recipe 10 grammata Pulveris Camphorae et Zinci Oxydi/ad us ext.

(19) Recipe 100 millilitra Emulsionis Olei Jecoris Piscis per os.

(20) Recipe Tabellae Calcii Gluconatis 0.3×40/0.6 t.i.d.

3. 将下列汉语译成拉丁语

(1) 水杨酸

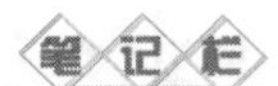

（2）水杨酸软膏

（3）取水杨酸软膏

（4）取水杨酸软膏 10g。

（5）盐酸

（6）稀盐酸

（7）取稀盐酸 5ml。

（8）取薄荷油 100ml。

（9）氯化钾

（10）氧化锌

（11）氢氧化铝

（12）盐酸吗啡注射液

（13）硫酸阿托品眼膏

（14）樟脑和氧化锌粉剂

（15）复方氯化钾溶液

（16）取鱼肝油 100ml/口服。

（17）取硼酸和氧化锌 100g/外用。

（18）取葡萄糖和氯化钠注射液 500ml。

（19）狂犬病疫苗

（20）冻干精制破伤风抗毒素

第四节　命名总复习

一、命名部分小结

（一）各类药物命名规则的基本格式

（1）动、植物学名命名规则：属名+种加词+命名人

（2）中药材命名规则：药用动、植物名+药用部位名

（3）制剂类药物命名规则：剂型名+原料药名

（4）酸类药物命名规则：Acidum（酸）+-icum（正酸）
-osum（亚酸）

（5）油类药物命名规则：Oleum（油）+原料药物名称

（6）盐类及氢氧化物、氧化物命名规则：阳性基团（正根）+阴性基团（负根）

（7）偏酸性有机药物盐类的命名规则：偏酸性有机药物名+碱金属离子

（8）生物制品命名规则：类别名+病名

（二）各类药物命名法的典型示例

（1）植物学名：*Coptis chinensis* Franch.　黄连

（2）中药材：Rhei Radix et Rhizoma　大黄

（3）制剂：Tabellae Glycyrrhizae　甘草片

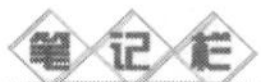

（4）酸类：Acidum Aceticum　醋酸

（5）油类:Oleum Menthae　薄荷油
（6）盐类:Zinci Oxydum　氧化锌
（7）偏酸盐类:Phenobarbitalum Natricum　苯巴比妥钠
（8）生物制品:Vaccinum Rabiei　狂犬病疫苗

二、命名部分总复习题

1. 填空

（1）动、植物学名命名规则的基本格式是:

________________+________________

（2）中药材命名规则的基本格式是:

________________+________________

（3）制剂药物命名规则的基本格式是:

________________+________________

（4）酸类药物命名规则的基本格式是:

________________+________________

（5）油类药物命名规则的基本格式是:

________________+________________

（6）盐类及氢氧化物、氧化物类药物命名规则的基本格式是:

________________+________________

（7）偏酸性有机药物盐类命名规则的基本格式是:

________________+________________

（8）生物制品命名规则的基本格式是:

________________+________________

2. 指出下列药名属于哪种命名法

（1）Acidum Hydrochloricum
（2）Natrii Chloridum
（3）Atropini Sulfas
（4）Ammonii Hydroxydum
（5）Magnesii Oxydum
（6）Sulfadiazinum Natricum
（7）Tabellae Ephedrae
（8）*Carthamus tinctorius* L.
（9）Glycyrrhizae Radix et Rhizoma
（10）Vaccinum Pertussis

第三部分 PPT

笔记栏

第四部分　处方（Praescriptio）

第一节　处方的拉丁文

生词（Vocabula）

ammonĭa, ae, f.	氨	kalĭcus, a, um	钾的
aminophyllīnum, i, n.	氨茶碱	mydecamycīnum, i, n.	麦迪霉素片
aurantĭum, i, n.	橘，橙	phosphas, atis, n.	磷酸盐
chloramphenicōlum, i, n.	氯霉素	reserpīnum, i, n.	利舍平
citrĭcus, a, um	枸橼酸的	salicylĭcus, a, um	水杨酸的
citrum, i, n.	枸橼，柠檬	vaselīnum, i, n.	凡士林
dilūtus, a, um.	稀释的	zincum, i, n.	锌

一、处方的基本概念

（一）处方的定义

处方是医师根据病情需要为病人开写的药方，也是药剂人员发药、配药的书面文件和病人取药的书面凭证。

（二）处方的意义

（1）处方是重要的医疗文件，它直接关系到患者的生命健康和医疗效果。

（2）处方又是处理医疗纠纷或医疗事故的重要凭证，具有一定的法律意义。

二、处方的基本结构

处方通常由前记、上记、中记、下记、标记和后记6部分组成。其中前记和后记用本民族文字记载，上记、中记、下记和标记4部分均应用拉丁语书写。

（1）前记：记载患者的姓名、性别、年龄以及门诊号、科别、处方开写日期等。

（2）上记：只有一个缩写词 Rp. 是动词 Recipere 的命令式形式 Recipe 的缩写，意为“请取”。

笔记栏

(3) 中记:记载开写药物的名称、规格、剂量。药名一律用属格形式置于前,作定语,修饰计量名词;计量名词用宾格形式置于后,作动词 Rp. 的直接客体。

(4) 下记:记载所取药物应给予的份数和调配方法,动词为命令式或接续式。此项常用缩写词表示。在一般的处方中不写下记。

(5) 标记:记载药物的使用方法和注意事项。

(6) 后记:开写处方的医师和发出药物的药剂人员的署名,以示负责。

	XX 医院处方笺		
前记	姓名	性别	年龄
	科别	门诊号	日期
上记	Rp.		
中记	Codeini Phosphatis		0. 15
	Ammonii Chloridi		5. 0
	Syrupi Citri		20. 0
	Aquae Destillatae quantum satis ad		100. 0
下记	Misce, fiat Mistura		
标记	Da. Signa: 10ml. t.i.d. p.c.		
后记			医师
			药师

三、处方的种类

(一) 依处方的性质分类

(1) 法定处方:是国家药典和部颁标准收藏的处方,具有法律效力,适用于一定规模的生产和调配,药品生产单位应严格按照处方内容生产符合规定的药剂,不能随便变更处方内容。

(2) 协定处方:是由医师和药剂人员根据医疗实际的需要而协商制定的处方,适用于医疗单位内部批量配制或做成预制剂,一般在本单位使用。也可由几个医院联合协商制定,在几个医院内部使用。

(3) 医疗处方:是医师根据患者的治疗需要而开写的处方。临床实践中所应用的处方多为此类处方。

(二) 依处方的完整性分类

(1) 完整处方:包含处方中全部 6 部分的处方。

(2) 简单处方:缺少下记的处方。

完整处方

××医院处方笺		
姓名	性别	年龄
科别	门诊号	日期

R p.

Codeini Phosphatis	0.15
Ammonii Chloridi	5.0
Syrupi Citri	20.0
Aquae Destillatae quantum satis ad	100.0

Misce, fiat Mistura

Da. Signa：10ml. t.i.d. p.c.

医师

药师

简单处方

××医院处方笺		
姓名	性别	年龄
科别	门诊号	日期

Rp.

Misturae Glycyrrhizae Compositae 100ml. /10ml. t.i.d.

Tabellae Aminophyllini 50mg.×6/50mg. t.i.d.

Tabellae Carbetapentani Citralis 25mg.×20/25mg. t.i.d.

医师

药师

四、处方书写的注意事项

（1）必须在统一印制的专用处方笺上开写处方。应做到格式规范，字迹清晰，剂量准确，不能随意涂改。若有涂改，医师应在涂改处签名，以示负责。处方中的缩写词应准确。

（2）处方中每一行只能开写一种药物，并按药物名称、规格、剂量的顺序书写。若处方中药物较多，则按主药、辅药、矫味剂、赋形药的主次顺序书写。

（3）处方中的药物剂量一律用阿拉伯数字书写，计量名词为克（g）或毫升（ml）时，g 和 ml 可以省略不写，在整数后面加小数点和一个“0”即可。其他计量单位不能省略，必须写明。

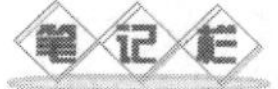

（4）处方中的药物剂量，一般不得超过药典中规定的极量。若因治疗需要超过极量

时，医师必须在此剂量旁标以惊叹号"！"，并签名，以示负责。

(5) 处方药量以3天为宜，7天为限，慢性病或特殊病情可适当增加天数。毒药、麻醉药不得超过1日量。易成瘾药物必须按有关规定严格控制剂量。

(6) 急诊处方或遇有紧急情况，可在处方左上角写上 Cito！(急速地) 或者 Statim！(立即) 字样，药房应优先配制并发药，不得延误。

(7) 药剂人员应仔细审核处方中的各项内容，认定准确无误后方可配发药物，否则可拒发药物。发药时应向取药者说明药物的用法及注意事项。发药后应在后记中签名，以示负责。

五、处 方 法

(一) 单量法

单量法是指按药物单个剂量开写处方的方法。处方中药名后面的剂量为剂型规格或一次量。处方中要写明剂型规格的总数或给药的总次数。此法适用于开写片剂、丸剂、胶囊剂、栓剂、注射剂等类药物。如：

Rp.

Caps. Chloramphenicoli 250mg.

D.t.d.No.24

S.：500mg.q.i.d.sum.

在医疗实践中，此类处方均已日趋简化，以×写在剂型规格后面，表示 tales doses numero 给予同等剂量的意思。上面的处方可写为：

Rp.

Caps.Chloramphenicoli 250mg.×24

S.：500mg.q.i.d.p.o.

(二) 总量法

总量法是指按药物总的剂量开写处方的方法。处方中药名后面的剂量为药物的总量，而在标记项中写明一次用药量。此法适用于开写合剂、溶液剂、酊剂、糖浆剂、软膏剂等类药物。

1. Rp.

Misturae Acidi Hydrochlorici Diluti 100.0

Da Signa：10ml. t.i.d. p.c.

2. Rp.

Syr. Codeini Phosphatis 30.0

D.S.：5ml. t.i.d.p.o.

六、处 方 示 例

1. Rp.

Tabellae Acidi Folici 5mg.

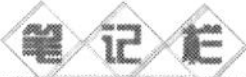

Da tales doses numero 30

Signa:5mg. ter in die sumantur

译文:取叶酸片,给予同等剂量 30 片。服法:一日三次,一次一片。

2. Rp.

Tab.Vitamini B_{12} 10mg.

D.t.d.No.30

S.:10mg. b.i.d.sum.

译文:取同等剂量的维生素 B_{12} 30 片。服法:一日二次,一次一片。

3. Rp.

Ung.Zinci Oxydi 30.0

S:ad us.ext.

译文:取氧化锌软膏 30g,标明:外用。

4. Rp.

Naristill. Ephedrini 1%-10.0

S.:gut.2 p.r.n.

译文:取 1%麻黄素滴鼻液 10ml,标明:必要时 2 滴。

5. Rp.

Benzylpenicillini Kalici pro Injectione 250mg.

Aquae pro Injectione Sterlis 2.0 /×6

S.:250mg./2ml. b.i.d. i.m.C.T.

译文:取每支含有 250mg 注射用青霉素钾和 2ml 灭菌注射用水的注射液各六支。用法:每日二次,每次一支,肌内注射,先做皮试。

6. Rp.

Tab.Reserpini 0.25mg×20/0.25mg.t.i.d.

Tab.Dibazoli 10mg×20/10mg. t.i.d.

译文:取利舍平 20 片,每片含利舍平 0.25mg;地巴唑片 20 片,每片含地巴唑 10mg。服法:一日三次,一次各一片。

7. Rp.

Inj. Kanamycini 0.5×6/0.5g. b.i.d. i.m.

译文:取卡拉霉素注射液 6 支,每支含 0.5g 卡拉霉素。用法:一日二次,每次一支,肌内注射。

8. Rp.

Tab. Mydecamycini 0.3×12

D.S.:0.3g. q.6h. p.o.

译文:取麦迪霉素片 12 片,每片含麦迪霉素 0.3g。服法:每 6 小时一次,每次一片。

9. Rp.

Gentamycin Sulfatis pro Inj. 1.0

Aq. pro Inj. Sterilis 2.0

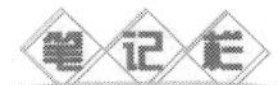

D.t.d.No.6

S.:1g/2ml.b.i.d.i.m

译文:取注射用硫酸庆大霉素 1.0g,灭菌注射用水 2.0ml,给予同等剂量 6 份。用法:一日两次,每次 1 安瓿/1 支,肌内注射。

10.Rp.

Tinct. Belladonnae 5.0

Tinct. Camphorae Com. 20.0

Tinct. Aurantii 1.0

Syr. Simplicis 20.0

Aq. Dest. q.s. ad 100.0

M.f.Mist.

D. S.: 10ml. t.i.d.

译文:取颠茄酊 5ml,复方樟脑酊 20ml,橙皮酊 1ml,单糖浆 20ml,蒸馏水适量至 100ml。混合,制成合剂。服法:一日三次,每次 10ml。

11.Rp.

Mist. Glycyrrhizae Com. 100.0

S.:10ml. t.i.d. p.o.

译文:取复方甘草合剂 100ml,服法:一日三次,每次 10ml。

12.Rp.

Ephedrae Herba

Cinnamomi Ramulus

Armeniacae Semen Amarum

Glycyrrhizae Radix

译文:取(麻黄汤) 麻黄 桂枝 苦杏仁 甘草

13.Rp.

Gypsum Fibrosum

Anemarrhenae Rhizoma

Glycyrrhizae Radix

Oryzae Nongglutionsae Semen

译文:取(白虎汤) 石膏 知母 甘草 粳米

七、缩 写 词

(一) 缩写词概念及意义

在书写拉丁语单词或词组时,按照缩写原则和方法省略一些字母,只写出词的某一部分,称为缩写。缩写的拉丁语单词或词组称为缩写词。

缩写词的意义在于简化繁琐的书写过程,有利于提高工作效率。

(二) 缩写原则

(1) 缩写词应简单、明了。要尽量避免因缩写不当而造成的互相混淆、辨认不清的现象。以免引起误解造成医疗差错或医疗事故。

笔记栏

(2) 缩写词应通用、合理。应按缩写原则和方法进行缩写,不得任意编造缩写词。

(3) 缩写词通常应以辅音为结尾并加缩写符号"."表示。若由复合词组成药名,缩写时,字母之间不加缩写符号。如:

单词或词组	缩写词	汉语
compositus	Com. 或 co.	复方的
ter in die	t.i.d.	一日三次
post cibos	p.c.	饭后
Sulfadiazinum	SD	磺胺嘧啶

(三) 缩写方法

1. 保留一个音节

只适用于化学元素名词和剂型名词的缩写。缩写方法是把单词的第一个音节连同后面的辅音字母都保留下来。如:

Natrium——Natr. 钠　　Tabella——Tab. 片剂

Calcium——Calc. 钙　　Injectio——inj. 注射剂

2. 保留词干

适用于一般药物及其盐类或药物制剂和处方用语的缩写。虽然省略去的字母不多,但在开写处方时,不必考虑变格时的词尾变化。如:

Terramycinum——Terramycin.　土霉素

Natrii Bicarbonas——Natr.Bicarbon.　碳酸氢钠

Injectio Atropini Sulfatis——Inj. Atropin. Sulfat.　硫酸阿托品注射液

3. 保留一个字母

适用于某些国际、法定通用的复方制剂和处方用语的缩写。它们都是由多个单词构成的词组,缩写时,将其中主要单词的第一个字母保留下来。如:

(1) 复方制剂的缩写

Aspirinum Phenacetinum Caffeinum——A.P.C.　复方阿司匹林

(2) 处方用语缩写

ante cibos——a.c.　饭前　　bis in die——b.i.d.　一日二次

injectio intravenosa——i.v.　静脉注射

4. 保留数个字母

适用于某些较多字母构成的复合词的缩写。缩写时,可将第一个字母及单词中具有代表不同词义的字母抽出来,构成该复合词的缩写形式。要用大写字母表示,字母之间不加缩写符号。如:

Erythromycinum——EM　红霉素

Dihydrochlorothiazidum——DHCT　双氢氯噻嗪

Caffeinum et Natrii Benzoas——CNB　苯甲酸钠咖啡因

笔记栏

八、常用缩写词

（一）处方常用缩写词（表 4-1）

表 4-1　处方常用缩写词

缩写词	拉丁语原形	汉　语
q.d.	quaque die	每天
q.h.	quaque hora	每小时
q.6h.	quaque 6 hora	每 6 小时
q.2h.	quaque 2 hora	每 2 小时
q.m.	quaque mane	每晨
q.n.	quaque nocte	每晚
h.s.	hora somni	睡前
s.i.d.	semel in die	一日一次
b.i.d.	bis in die	一日二次
t.i.d.	ter in die	一日三次
q.i.d.	quater in die	一日四次
a.c.	ante cibos	饭前
p.c.	post cibos	饭后
a.m.	ante meridiem	上午
p.m.	post meridiem	下午
p.r.n.	pro re nata	必要时
s.o.s.	si opus sit	需要时
stat.!	statim	立即!
cito!	cito	急速地!
lent.	lente	慢慢地
i.d.	injectio intradermica	皮内注射
i.h.	injectio hypodermica	皮下注射
i.m.	injectio intramuscularis	肌内注射
i.v.	injectio intravenosa	静脉注射
i.v.gtt.	injectio intravenosa guttatim	静脉滴注
p.o.	per os	口服
ad us. int.	ad usum internum	内服
ad us.ext.	ad usum externum	外用
pro dos.	pro dosi	一次量、顿服
pro ocul.	pro oculis	眼用
pro aur.	pro ouribus	耳用
pro inf.	pro infantibus	婴儿用
pro nar.	pro naribus	鼻用
p.rect.	per rectum	经直肠

续表

缩写词	拉丁语原形	汉　语
aa.	ana	各
ad.	ad	加至
a.u.agit.	ante usum agitetur	用前振荡
D.t.d.	Da tales doses	给予同量
Div.in par.aeq.	Divide in partes aequales	分为等份
f.;ft.	fiat;fiant	需制成
M.D.S.	Misce.Da.Signa.	混合,给予,标记
M.f.Pulv.	Misce,fiat Pulvis.	混合,制成散剂
No.;no	Numero	数目
Rp.	Recipe	取
q.s.	quantum satis	适量
Sig.(S.)	Signa	标记,用法
Steril.	Sterilisetur	灭菌
Aq.Dest.	Aqua Destillata	蒸馏水
g.(gm)	gramma	克
kg.	kilogramma	千克
L.	litrum	升
mcg.	microgramma	微克
mg.	milliligramma	毫克
ml.	millilitrum	毫升
i.u.	internationalis unitas	国际单位
u.	unitas	单位

（二）剂型名称缩写词(表 4-2)

表 4-2　剂型名称缩写词

缩写词	拉丁语原形	汉　语
Amp.	Ampulla	安瓿
Aq.	Aqua	水剂
Auristill.	Auristilla	滴耳剂
Caps.	Capsulae	胶囊剂
Dec.	Decoctum	煎剂
Emul.	Emulsio	乳剂
Enem.	Enema	灌肠剂
Extr.	Extractum	硬膏剂
Gtt.	Guttae	滴剂
Inf.	Infusum	浸剂
Inhal.	Inhalatio	吸入剂
Inj.	Injectio	注射剂
Liq.	Liquor	溶液剂

笔记栏

续表

缩写词	拉丁语原形	汉　语
Lot.	Lotio	洗剂
Mist.	Mistura	合剂
Naristill.	Naristilla	滴鼻剂
Ocul.	Oculentum	眼膏
Past.	Pasta	糊剂
Pil.	Pilulae	丸剂
Pulv.	Pulvis	粉剂
Sol.	Solutio	溶液剂
Spirit.	Spiritus	醑剂
Syr.	Syrupus	糖浆剂
Tab.	Tabellae	片剂
Tinct.	Tinctura	酊剂
Ung.	Unguentum	软膏

（三）形容词缩写词（表 4-3）

表 4-3　常用形容词缩写词

缩写词	拉丁语原形	汉　语
alb.	albus, a, um	白色的
Com. (co.)	compositus, a, um	复方的
dil.	dilutus, a, um	稀的
dulc.	dulcis, e	甜的
fort.	fortis, e	强的，浓的
lev.	levis, e	轻的
medic.	medicinalis, e	药用的
mit.	mitis, e	弱的
moll.	mollis, e	轻的
nig.	niger, gra, grum	黑的
sat.	saturatus, a, um	饱和的
solub.	solubilis, e	可溶解的
sic.	siccus, a, um	干燥的

练习（Exercitia）

1. 用缩写词写出下列词组并译成汉语

（1）bis in die

(2) Da tales doses numero 4

(3) post cibos

(4) Aqua Destillata

(5) injectio intravenosa

(6) injectio intramuscularis

(7) statim

(8) pro infantibus

(9) ad usum internum

(10) ad usum externum

2. 将下列词组先译成拉丁语再写出缩写词

(1) 给予同量

(2) 用前振摇

(3) 分为等份

(4) 混合,给予,标记

（5）上午

（6）饭后

（7）混合制成合剂

（8）每 4 小时

（9）静脉滴注

（10）国际单位

3. 将下列处方译成汉语

（1）Rp.

Acidi Salicylici 6.0
Acidi Benzoici 12.0
Adipis Lanae 30.0
Vaselini 52.0
M. f. Ungentum
S.:ad. us. ext.

（2）Rp.

Tabellae Acidi Folici 5mg.×30
Signa: 5mg. q. i. d.p.o.

（3）Rp.

Tinct. Belladonnae 5.0
Tinct. Camphorae Com. 20.0
Tinct. Aurantii 1.0
Syr. Simplicis 20.0
Aq. Dest. q. s. ad 100.0
M. f. mist.
D. S.:10ml. t. i. d.p.o.

笔记栏

(4) Rp.

Inj. Morphini Hydrochloridi　　1.0

D. S.: 1ml. pro dos. i. h. stat.!

4. 用拉丁语开写下列处方

(1) 取稀盐酸 6.0ml,橙皮酊 6.0ml,蒸馏水适量加至 100.0ml,混合制成合剂。用法:一日三次,每次 10ml,饭后服用。

(2) 取颠茄酊 5ml,复方樟脑酊 20ml,橙皮酊 1ml,蒸馏水适量至 100ml,混合制成合剂,用法:一日三次,每次 10ml,口服。

(3) 取复方甘草合剂 100ml,用法:一日三次,每次 10ml,口服。

(4) 取氯霉素胶囊 250mg,给予同等剂量 24 份。用法:一日四次,每次服 2 粒。

第二节　处方总复习

一、处方部分小结

(一) 处方的概念

处方是医师根据病情的需要,为病人开写的有关药物调配和使用方法并要求发药的书面文件。

(二) 处方结构

处方包括六个部分:

(1) 前记:姓名、年龄、日期、编号等

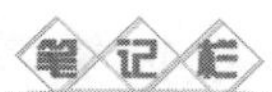

(2) 上记:处方头语“Rp.”(取)

(3) 中记:药名和剂量

(4) 下记:调配方法

(5) 标记:使用方法

(6) 后记:医师及药剂人员签名

(三) 处方种类

1. 依处方的性质可分为

(1) 法定处方:是国家药典和部颁标准收载或规定的处方。

(2) 协定处方:是由药剂人员和医师协商制定的处方。

(3) 医疗处方:是医师根据病人的治疗需要而开写的处方。

2. 依处方的完整性可分为

(1) 完整处方:包含处方中全部6部分。

(2) 简单处方:缺少下记的处方。

(四) 处方法

(1) 单量法:按药物单个剂量开写处方的方法。适用于开写可数剂型的处方,如片剂、丸剂、注射剂、胶囊剂、栓剂等。

(2) 总量法:按药物总的剂量开写处方的方法。采用总量法开写处方的剂型有酊剂、合剂、溶液剂、软膏剂及糊剂等。

二、处方部分总复习题

1. 一张完整的处方应包括几部分?

2. 常用的处方有几种?

3. 常用的处方法有几种?

4. 将下列处方译成汉语

(1) Rp.

Inj. Kanamycini.　　　0.5×6

S.:0.5g. b.i.d.i.m.

(2) Rp.

Ung. Zinci Oxydi　　　15%-50.0

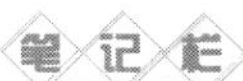

S.:ad us.ext.

(3) Rp.

Mist. Glycyrrhizae Co.　100.0

S.:10ml.t.i.d.p.o.

5. 用拉丁语开写下列处方

(1) 取10%氯化钾溶液100ml,用法:每次10ml,一日三次,饭后服用。

(2) 取青霉素80万国际单位,链霉素0.5g为一次量,一日二次,肌内注射,共三日量。

(3) 取可待因片,每次0.03mg,一日三次,口服,共二日量。

(4) 取甘草合剂100ml,每次10ml,一日三次,饭后服用。

(5) 取稀盐酸合剂100ml,每次10ml,饭后服用。

第四部分 PPT

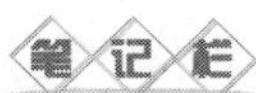

主要参考文献

赍安 . 1992. 中医药基础拉丁语. 上海：上海科学技术出版社

国家药典委员会 . 2020. 中华人民共和国药典(一部). 北京：化学工业出版社

靳方才 . 1986. 拉丁语 . 北京：人民卫生出版社

梁向东 . 2000. 药用拉丁语. 北京：中国医药科技出版社

南京药学院 . 1979. 药用拉丁语.上海：上海科学技术出版社

秦明珠 . 1994. 中药拉丁语. 南京：东南大学出版社

沈显生 . 2005. 植物学拉丁语. 合肥：中国科学技术大学出版社

孙启时 . 1994. 中药拉丁语.北京：中国医药科技出版社

詹亚华 . 1998. 医药拉丁语. 北京：中国医药科技出版社

E.C.耶格.1965. 生物名称和生物学术语的词源.北京：科学出版社

附录 1 拉丁语阅读课文选编

1.Medicina Sinica et Medicamentum Sinicum

Patres antiqui nostri, nobis patrimonium ubere reliquerunt. Hoc est Medicina Sinica et Medicamentum Sinicum. Sina medicos. Chirurgos et medicamentarios celebres habet. Multi morbi acupunctura et herbis midicinalibus sanari possunt. Multae operationes magni sub narcosi acupncturae fieri possunt. Medicinae Sinicae et Medicamento Sinico studere debemus.

生词

antiquus,a,um　古的,先的
patrimonium,i,n.　遗产
uber,eris　丰富的
relinquo,ere　遗留,留下
sinicus,a,um　中国的
Sina,ae,f.　中国
chirurgus,i,m.　外科医生
celeber,bris,bre　著名的
multus,a,um　许多
acupunctura,ae,f.　针刺
herba,ae,f.　草,草药
medicinalis,e　医学的,药用的
sanari(sano,sanare 的被动态现在时不定式),被治疗
pussunt(possum 的复数第三人称)能,能够
narcosis,is,f.　麻醉
sub,praep.　向……下,在……下
fio,fieri　制成,做

译文

中医中药

我们的祖先给我们留下了丰富的遗产。这就是中医中药。有许多著名的中医(内科)、中医外科医生和中药师。许多疾病能用草药和针刺治疗。许多大的手术能够在针刺麻醉下进行。应该学习中医中药。

2.Collegae Sumus

Medicus sum. Infirmaria es. Xiao Li est aegrotus. Collegae sumus.

Quis est ille? Ille medicus est. Quis est illa? Illa infirmaria est. Quis est ille? Ille aegrotus est.

Quid est hoc? Hoc est aspirinum. Quid est illud? Illud est antipyrinum. Medicus aegrotum curat. Infirmaria aegroto remedia dat.

Aegrotus aspirinum et antipyrinum sumit.

生词

medicus,i,m.　医生
sum,pron.　(第一人称单数)我是
collega,ae,m.　同志
quis,pron.　谁
quid,pron.　什么
ille,illa,illud,pron.　他,她,它
hic,haec,hoc,pron.　这,这个
aspirinum,i,n.　阿司匹林
infirmaria,ae,f.　护士
aegrotus,i,m.　病人
antipyrinum,i,n.　安替比林
curo,are　治疗
remedium,i,n.　药,药物
do,are　给
sumo,are　吃,服用

译文

我们是同志

我是医生。你是护士。小李是病人。我们是同志。
他是谁?他是医生。她是谁?她是护士。他是谁?他是病人。
这是什么?这是阿司匹林。那是什么?那是安替比林。医生治疗病人。
护士给病人的药。病人服用阿司匹林和安替比林。

3.pneumonia

In clinica gravi morbo aegrotus est. Hic est status aegroti: caltor magnus, tussis assidua, pulsus frequens, spiritus difficilis. Ille prctore, dolet et vomitum interdum habet. Per diagnosim medici aegrotus pneumonia laborat. Aegrotus remedia antibiotica sumere debet.

生词

clinica,ae,f.　医院
pneumonia,ae,f.　肺炎
morbus,i,m.　疾病
gravis,e　困难的,严重的
status,us,m.　位置,状态
calor,oris,m.　热
magnus,a,um　大的
tussis,is,f.　咳嗽
assidus,a,um　不断的,反复的
pulsus,a,um　脉搏的
frequens,entis　常见的
spiritus,us,m.　呼吸
difficilis,e　困难的
pectus,toris,m.　胸,胸部
doleo,ere　疼痛
vomitus,us,m.　呕吐
interdum,adv.　有时
habeo,ere　有
diagnosis,is,f.　诊断
laboro,are　工作,劳动,患病
antibioticus,a,um　抗菌的
debeo,ere　应该

译文

肺　炎

他是医院患严重疾病的病人。病人的情况是这样：高热、久咳、脉浮、呼吸困难。他的胸部疼痛，有时呕吐。经医生诊断，病人患的是肺炎。病人应该服用抗菌的药物。

4.In Clinica

Collega Li morbo acuto subito laborat et alvo dolet. Aegrotus a fratre suo ad nosocomium missus est. Causa morbi ignota est. Per diagnosim medici aegrotus dysenteria laborat. Medicus aegroto praescriptionem scribit. Medicamentarius aegroto streptomycinum, furazolidonum et atropinum dat. Aegrotus remedia cito sumit. Recenter aegrotus paulatim convalescit.

生词

acutus, a, um　急性的
subito, adv.　突然
alvus, i, f.　胃，腹
mitto, ere　派遣，送
causa, ae, f.　原因
streptomycinum, i, n.　链霉素
furazolidonum, i, n.　呋喃唑酮
atropinum, i, n.　阿托品
ignotus, a, um　不明的，不知道的
dysenteria, ae, f.　痢疾
parescriptio, onis, f.　处方，指令
scribo, ere　写，开写
medicamentarius, i, n.　药剂师
recenter, adv.　不久
paulatim, adv.　渐渐地，慢慢地
convalesco, ere　恢复（健康）

译文

在　医　院

李同学突然患急病，腹部疼痛。病人由他的兄弟送往医院。病情不清。经医生诊断病人患痢疾。医生给病人开处方。药剂师给病人发链霉素、呋喃唑酮和阿托品。病人立即服药。不久，病人慢慢康复。

5.pharmacopola

Xiao Ma in Chendu Collegio Pharmacetico antae studuit. Ille pharmacopola nunc est. In dispensario dure laborat. Ille populo ex animo servit et diligenter studet. Xiao Ma aegrotos et aegrotas crebro visitat et adjuvat. Ille ab aegrotis semper laudatur.

Xiao Ma remedia varia, e.g. mixturas, unguenta, pulveres, tabellas etc. facere potest. Ille remedia ad usum externum saepe parat et remedia ad usum internum interdum praeparat.

生词

pharmacopola, ae, f.　药剂师
pharmaceuticus, a, um　药物的，药理学的

dispensarium,i,n. 药房
dure,adv. 努力地
antea,adv. 以前
animus,i,n. 心灵,精神
populus,i,m. 人民
servio,ire 服务,照顾
pulvis,eris,m. 粉剂
etc.=et cetera. 等等
facio,ere 生产,做
nunc,adv. 现在
usus,us,m. 使用
ad,praep. 为了,用于
diligenter,adv. 勤奋地
crebre,adv. 时时,经常
visito,are 访问
semper,adv. 经常,常常
laudo,are 称赞,表扬
varius,a,um 各种各样的
e.g.=exempli gratia 例如
paro,are 准备,调制
praeparo,are 调制,预备
saepe,adv. 时常

译文

药 剂 师

小马以前在成都药学院学习。现在他是药剂师。在药房努力地工作。他勤奋地学习,全心全意地为人民服务。小马关心病人,他经常来看望病人和帮助病人。他常常受到病人的赞扬。

小马做各种各样的药,如合剂、软膏、粉剂、片剂等。这些药都是常用的内服药和外用药。

6.De Splanchnologia

In splanchologia considerantur:

(1) Viscera abdominis, digestioni alimentorum destinata, quae sunt: ventriculus, intestina, hepar et pancreas;

(2) Uropaea, sive urinae secretioni inservientia, ut renes, ureteres, visica urinaria, urethra;

(3) Partes, generationi dictae;

(4) Organa respirationis et digestionis, in torace et collo sita, ut trachea, pulmones, oesophagus et ceteri.

生词

splanchologia,ae,f. 内脏(学说)
quis,quae,quod,pron. 那个
considero,are 看、观察,认为
viscus,eris,n. 内脏(常用复数形式 vescera,um,n.)(器官)
abdomen,minis,n. 腹
digestio,onis,f. 消化
alimentum,i,n. 营养,食品
destino,are 指定,任命
destinatus,a,um 被指定
ureter,eris,n. 输尿管
urethra,ae,f. 尿道
dictus,a,um 被说了
intestinum,i,n. 肠

pancreas, atis, n. 胰腺
uropaeus, a, um 造尿的
sive, conj. 或, 又
secretio, onis, f. 分泌
inservio, ire 服务
inserviens, entis 服务的
ut, conj. 如, 为了
respiratio, onis, f. 呼吸
thorax, acis, m. 胸, 胸腔
collum, i, n. 颈
trachea, ae, f. 气管
oesophagus, i, m. 食管
generatio, onis, f. 生育

译文

关于内脏

人们认为内脏有:
(1) 承担消化食物的腹部内脏,它们是胃、肠、肝及胰腺;
(2) 用来分泌尿或排尿的内脏,如肾、输尿管、膀胱、尿道;
(3) 所谓生育部分的内脏;
(4) 位于胸腔和颈部的呼吸器官和消化器官,如气管、肺和食管等。

7.De Respiratione

Respirationis motus duplex est: inspiratio et expiratio. Motu inspirationis aer in pulmones, qui dilatantur, per asperae arteriae ramos ingreditur, Motu expirationis ex pulmonibus sese contrahentibus egreditur. In inspiratione vesiculae loborum replentur aere. Per accessionem particularum oxygenii ad sanguinem sanguis venosus in arteriosum mutatur.

生词

respiratio, onis, f. 呼吸
motus, us, m. 活动, 运动
duplex, icis 二层的
inspiratio, onis, f. 吸入, 吸气
expiratio, inis, f. 呼出, 呼气
aër, aëris, m. 空气
dilato, are 扩大, 扩张
asperus, era, erum 粗糙的, 不光滑的
ramus, i, m. 支, 分支
ingredior, ingredi 进入
contractio, onis, f. 压缩, 压紧
contraho, ere 压缩, 压迫
egredior, egredi 出去, 离开
vesioula, ae, f. 小泡, 小囊
lobus, i, m. 叶, 页, 片
repleo, ere 充满
accesio, onis, f. 来到, 到达
particula, ae, f. 粒子, 微粒
oxygenium, i, n. 氧, 氧气
muto, ere 改变, 变成

译文

关于呼吸

呼吸运动有两个过程:吸气和呼气。吸气时空气经过呼吸道及支气管分支进入舒张

的肺。而呼气时肺回缩将气体从肺内排出。吸气时肺泡充满空气,随氧分子进入血液。静脉血就变成动脉血。

8.Algae, Cyanophyta

Anabaenopsis magna J. H. Evans (Nostocaceae) Trichomata libere natantia, brevia vel longa, circinata anfractibus uno ad octo, constricta ad septa, 10~11μm lata. Cellulae cylindraceae, 8~12μm longae, bullis nullis, protoplasmate subtiliter granulari. Heterocystae terminales vel geminatae intercalaresque, fere sphaericaevel vel ellipsoideae, 16×13μm, poris uno vel duobus parvis munitae sporae (akinetes) geminatae intercalares, ab heterocystis remotae, inflato cylindraceae, 10~11μm longae, 11μm latae, protoplasmate fusco denso granulari.

生词

tricoma, atis, n.　藻丝
libere, adv.　自由地
natans, antis　漂浮的
circinatus, a, um　拳卷的
anfractus, a, um　弯曲的
constrictus, a, um　收缩的
septum, i, n.　隔膜
cellula, ae, f.　细胞
cylindraceus, a, um　圆筒状的
bulla, ae, f.　泡
nullus, a, um　无,没有
protoplasma, atis, n.　原生质
geminatus, a, um　成对的
intercalaris, e　间生的
fere, adv.　几乎,差不多
sphaericus, a, um　圆球状的
ellipsoideus, a, um　椭圆形的
porus, i, m.　小孔
parvus, a, um　小的
munitus, a, um　具有的,具备的
spora, ae, f.　孢子
akinetum, i, n.　厚壁孢子
remotus, a, um　分开的,不靠近的
subtilliter, adv.　细地,细微地
granularis, e　颗粒状的
heterocysta, ae, f.　异型细胞
terminalis, e　顶生的
inflatus, a, um　膨胀的
fuscus, a, um　深暗的,暗棕色的
densus, a, um　密的

译文

藻类:蓝藻门

藻丝,自由漂浮,短或长,呈1~8个螺旋弯曲,在隔膜处收缩。宽10~11μm,细胞圆柱形,长8~12μm。不具有气泡。具有微颗粒状的原生质。异型细胞顶生或成对间生,几为圆球形或椭圆形,16μm×13μm,具有1或2个小孔。孢子(厚垣孢子)成对间生,远离异型细胞,膨胀,圆柱形,长10~11μm,宽11μm,具有浓缩的、深色、呈颗粒状的原生质。

附录 2 拉丁语数词表

阿拉伯数字	罗马数字	基数词(几个)	序数词(第几)	副数词(几次)
1	Ⅰ	unus, a, um	primus, a, um	semel
2	Ⅱ	duo, ae, o	secundus, a, um	bis
3	Ⅲ	tres, ia	tertius, a, um	ter
4	Ⅳ	quattuor	quartus, a, um	quater
5	Ⅴ	quinque	quintus, a, um	quinquies
6	Ⅵ	sex	sextus, a, um	sexies
7	Ⅶ	septem	septimus, a, um	septies
8	Ⅷ	octo	octavus, a, um	octies
9	Ⅸ	novem	nonus, a, um	novies
10	Ⅹ	decem	decimus, a, um	decies
11	Ⅺ	undecim	undecimus, a, um	undecies
12	Ⅻ	duodecim	duodecimus, a, um	duodecies
13	XⅢ	tredecim	tertius decimus	tredecies
14	XⅣ	quattuordecim	quartus decimus	quattuordecies
15	XV	quindecim	quintus decimus	quindecies
16	XⅥ	sedecim	sextus decimus	sedecies
17	XⅦ	septemdecim	septimus decimus	septies decies
18	XⅧ	duodeviginti	duodevicesimus, a, um	duodevicies
19	XⅨ	undeviginti	undevicesimus, a, um	undevicies
20	XX	viginti	vicesimus, a, um	vicies
21	XXⅠ	viginti unus	vicesimus primus	semel et vicies
22	XXⅡ	viginti duo	vicesimus alter	bis et vicies
23	XXⅢ	viginti tres	vicesimus tertius	ter et vicies
28	XXⅧ	duodetriginta	duodetricesimus, a, um	duodetricies
29	XXⅨ	undetriginta	undetricesimus, a, um	undetricies
30	XXX	triginta	tricesimus, a, um	tricies
40	XL	quadraginta	quadragesimus, a, um	quadragies
50	L	quinquaginta	quinquagesimus, a, um	quinquagies
60	LX	sexaginta	sexagesimus, a, um	sexagies
70	LXX	septuaginta	septuagesimus, a, um	septuagies
80	LXXX	octoginta	octogesimus, a, um	octogies
90	XC	nonaginta	nonagesimus, a, um	nonagies
100	C	centum	centesimus, a, um	centies
200	CC	ducenti, ae, a	ducentesimus, a, um	ducenties
300	CCC	trecenti, ae, a	trecentesimus, a, um	trecenties
400	CCCC	quadringenti, ae, a	quadringentesimus, a, um	quadringenties
500	D	quingenti, ae, a	quingentesimus, a, um	quingenties
600	DC	sescenti, ae, a	sescentesimus, a, um	sescenties
700	DCC	septingenti, ae, a	septingentesimus, a, um	septingenties
800	DCCC	octingenti, ae, a	octingentesimus, a, um	octingenties
900	DCCCC	nongenti, ae, a	nongentesimus, a, um	nongenties
1000	M	mille	millesimus, a, um	millies, a, um

附录3 拉汉医药词汇表

A

a, ab, abs. praep. abl.	自，从，被
abdominālis, e	腹的，腹部的
abdōmen, inis, n.	腹，腹部
abscēssus, us, m.	脓肿
Absinthĭum, i, n.	苦艾属
absolūtus, a, um	独立的
absorbĕo, ēre	吸收
absorptĭo, ōnis, f.	吸收作用
absōrbens, ēntis	吸附的 吸收的
Aburs, i, m.	相思子属
Abutĭlon theophrasti	苘麻
Abutĭlon, i, n.	苘麻属
abūsus, us, m.	滥用
Acanthaceae	爵床科
Acanthopanacis Cortex	五加皮
Acanthopanacis Senticosi Radix et Rhizoma seu Caulis	刺五加
Acanthopanax gracilistylus	五加
Acanthopānax, ācis, m.	五加属
accurāte, adv.	细心地
acer, acris, acre	尖锐的；急性的；辛辣的
acetazolamĭdum, i, n.	乙酸唑胺
acetylcysteĭnum, i, n.	乙酰半胱氨酸
acetylsalicylīcus, a, um	乙酰水杨酸的
acetĭcus, a, um	醋酸的
acetōnum, i, n.	丙酮
Achyranthes bidentata	牛膝
Achyranthes, is, f.	牛膝属
Achyranthis Bidentatae Radix	牛膝
acidus, a, um	酸性的
acne, es, f.	痤疮
Aconiti Kusnezoffii Radix	草乌
Aconiti Lateralis Radix praeparata	附子
Aconiti Radix	川乌
aconitīnum, i, n.	乌头碱
Aconītum carmichaeli	乌头
Aconītum, i, n.	乌头属
Acori Tatarinowii Rhizoma	石菖蒲
Acorus tatarinowii	石菖蒲
actio, onis, f.	活动，能力
activātus, a, um	活化的
activītas, atis, f.	活动性
actīvus, a, um	有效的
acupunctūra, ae, f.	针灸
acus, us, f.	针
acētum, i, n.	醋
acētas, ātis, m.	醋酸盐
Acĭdum Acetylsalycylĭcum	乙酰水杨酸
Acĭdum Acetĭcum Glaciāle	冰醋酸
Acĭdum Acetĭcum	醋酸
Acĭdum Aminocaproĭcum	氨基己酸
Acĭdum Benzoĭcum	苯甲酸
Acĭdum Borĭcum	硼酸
Acĭdum Citrĭcum	枸橼酸
Acĭdum Diatrizoĭcum	泛影酸
Acĭdum Etacrynĭcum	利尿酸
Acĭdum Folĭcum	叶酸
Acĭdum Glutamĭcum	谷氨酸
Acĭdum Hydrochlorĭcum Dilūtum	稀盐酸
Acĭdum Hydrochlorĭcum	盐酸
Acĭdum Iopanoĭcum	碘番酸
Acĭdum Lactĭcum	乳酸
Acĭdum Nalidixĭcum	萘啶酸
Acĭdum Nicotinĭtum	烟酸
Acĭdum Salicylĭcum	水杨酸
Acĭdum Stearĭcum	硬脂酸
Acĭdum Undecylenĭcum	十一烯酸
acĭdum, i, n.	酸
Acōrus, i, m.	菖蒲属
ad, praep. acc.	至，到，用于

adaptatĭo, ōnis, f.	适应
addenda, ae, f.	附录
addo, ĕre	加
Adenophora stricta	沙参
Adenophorae Radix	南沙参
Adenophŏra, ae, f.	沙参属
adenosīnum, i, n.	腺苷
adeps, ipis, m.f.	脂肪
adger, gra, grum	病人的
adgrōto, āre	患病
adhaerĕo, ēre	附贴,贴紧
adhaesīvus, a, um	有黏性的
adhibĕo, ēre	用,敷药
adipiodōnum, i, n.	胆影酸
adipōsus, a, um	多脂肪的
adjūvo, ēre	帮助,辅佐
adjŭvans, āntis	辅助的,辅药
admiscĕo, ēre	混入
admovĕo, ēre	移近
adrenalīnum, i, n.	肾上腺素
adsorbātus, a, um	吸收的
advērsus, a, um	反面的
advērsus, praep.acc.	相反,反对
aequālis, e	相等的,均等的
aerobīos, i, m.	嗜氧菌
Aescŭlus, i, f.	七叶树属
aestīvus, a, um	夏天的
aether, ĕris, m.	乙醚
aethyl, aethylis, n.	乙基
agar, indecl.n.	琼脂
Agastāche, is, f.	藿香属
Agkistrodon acutus (Guenther)	五步蛇
Agkistrodon	蕲蛇
Agrimoniae Herba	仙鹤草
Agrimonĭa, ae, f.	龙牙草属
Agrimophōlum, i, n.	鹤草酚
agĭto, āre	振摇
Ailānthus, i, f.	臭椿属
Akebia quinata	木通
Akebĭa, ae, f.	木通属
albens, ēntis	微白的
Albizia julibrissin	合欢
Albiziae Cortex	合欢皮
Albiziae Flos	合欢花
Albizĭa, ae, f.	合欢属
albuminurĭa, ae, f.	蛋白尿
albus, a, um	白色的
albūmen, īnis, n.	蛋白,胚乳
alcaloĭdum, i, n.	生物碱
alcaloĭdus, a, um	碱性的
alcoholīsmus, i, n.	醇中毒
alcălis, idis, f.	碱
alcŏhol, ōlis, n.	乙醇,酒精
aldehydrĭcus, a, um	醛的
aldocellulōsum, i, n.	醛基纤维素
alga, ae, f.	藻
alignīnum, i, n.	木质胶
Alisma, ătis, f.	泽泻属
Alismataceae	泽泻科
Alismatis Rhizoma	泽泻
alkaloĭdum, i, n.	生物碱
alkalĭcus, a, um	碱性的
alkăli, indecl.n.	碱
Allium, i, n.	葱属
Aloë, es, f.	芦荟属
Aloë	芦荟
Alpiniae Oxyphyllae Fructus	益智
Alpinĭa, ae, f.	山姜属
alter, era, erum	第二,另一个
altus, a, um	高的
altērnus, a, um	隔开一个的
Aluminii Hydroxydum	氢氧化铝
Aluminĭum, i, n.	铝
alveŏlus, i, m.	小泡,小槽
alvus, i, f.	腹
alāris, e	腋生的
alūmen, īnis, n.	明矾
Amaranthaceae	苋科
amarus, a, um	苦的
Amaryllidaceae	石蒜科
ambulantĭa, ae, f.	救护车
ambustūra, ae, f.	烫泡,灼伤
amenorrhōēa, ae, f.	经闭,停经
amidopyrīnum, i, n.	氨基比林
amidus, a, um	酰胺的
aminochlorĭdum, i, n.	氨基氯化物

aminophyllīnum, i, n.	氨茶碱
aminosalicylas, atis, m.	氨基水杨酸盐
ammonĭa, ae, f.	氨
Ammonĭi Chlorĭdum	氯化铵
ammonĭum, i, n.	胺
amo, āre	爱，喜爱
amobarbitālum, i, n.	异戊巴比妥
Amomi Fructus	砂仁
Amomi Rotundus Fructus	豆蔻
Ampelopsis japonica	白蔹
Ampelopsis, is, f.	白蔹属
amphanthĭum, i, n.	花托
ampicillīnum, i, m.n.	氨苄西林
amplus, a, um	大的，宽的
ampūlla, ae, f.	安瓿剂
amyda, ae, f.	龟，甲鱼，鳖
amylacĕus, a, um	淀粉的
amylum, i, n.	淀粉
Amŏmum, i, n.	豆蔻属
ana, adv.	各，均
anaesthesĭa, ae, f.	麻醉，麻木
anaesthesĭcus, a, um	麻醉性的
analgīnum, i, n.	安乃近
analysis, is, f.	分析
anatomĭa, ae, f.	解剖，解剖学
Andrographis paniculata	穿心莲
Andrographis, itis, f.	穿心莲属
Andrographitis Herba	穿心莲
Anemarrhena asphodeloides	知母
Anemarrhena, ae, f.	知母属
Anemarrhenae Rhizoma	知母
anemōne, is, f.	银莲花属
Angelica dahurica	白芷
Angelica sinensis	当归
Angelicae Dahuricae Radix	白芷
Angelicae Pubescentis Radix	独活
Angelicae Sinensis Radix	当归
Angelĭca, ae, f.	当归属
angulus, i, m.	角，隅
angustifolĭus, a, um	狭叶的
anhydrĭcus, a, um	无水的
animālis, e	动物的
anisodamīnum, i, n.	山莨菪碱
annus, i, m.	岁，年
annŭus, i, m.	一年的
anorexĭa, ae, f.	食欲不振
ante, praep, acc.	在……前
anthelmintĭcum, i, n.	驱虫剂
anthelmintĭcus, a, um	驱虫的
anthrachinōnum, i, n.	蒽醌
anthracēnum, i, n.	蒽
antiasthmatĭcus, a, um	抗喘息的
antibiotĭcum, i, n.	抗生素
antibiotĭcus, a, um	抗菌的
antidyphterĭcus, a, um	预防白喉的
antidyphterĭcus, a, um	预防赤痢的
antidŏtum, i, n.	解毒剂
antipyretĭcus, a, um	解热的
antirheumatĭsans, antis	治风湿病的
antiseptĭcus, a, um	防腐的
antitetanĭcus, a, um	防破伤风的
Antitoxīnum Botulinĭcum Purificātum	精制肉毒抗毒素
Antitoxīnum Diphtherĭcum Purificātum Cryodesiccātum	冻干精制白喉抗毒素
Antitoxīnum Diphtherĭcum Purificātum	精制白喉抗毒素
Antitoxīnum Tetanĭcum Purificātum Cryodesiccātum	冻干精破伤风抗毒素
antitoxīnum, i, n.	抗毒素
antivenēnum, i, n.	抗毒药
antĕlops, opis, m.	羚羊
antĭquus, a, um	古代的
anurĭa, ae, f.	尿闭症
anus, i, m.	肛门
anus, indecl.n.	杏
anĭmal, atis, n.	动物
apex, icis, m.	头顶，顶端
Apocynaceae	夹竹桃科
Apocyni Veneti Folium	罗布麻叶
Apocynum venetum	罗布麻
Apocynum, i, n.	罗布麻属
apomorphīnum, i, n.	阿朴吗啡
apoplexĭa, ae, f.	中风
appendicītis, idis, f.	阑尾炎
applĭco, āre	敷贴

appositus, a, um	对照的
aqua, ae, f.	水
Aquifoliaceae	冬青科
Aquilaria sinensis	白木香
Aquilariae Lignum Resinatum	沉香
Aquilarĭa, ae, f.	沉香属
aquōsus, a, um	含水的
arabĭcus, a, um	阿拉伯的
Araceae	天南星科
Araliaceae	五加科
arbor, ŏris, f.	树
arca, ae, f.	蚶属
Arctĭum, i, n.	牛蒡属
Ardisia japonica	紫金牛
Areca catechu	槟榔
Arecae Semen	槟榔
argentoproteīnum, i, n.	蛋白银
argentĕus, a, um	银质的
argēntum, i, n.	银
Arisaema cum Bile	胆南星
Arisaema erubescens	天南星
Arisaema, ătis, n.	天南星属
Arisaematis Rhizoma	天南星
Aristolochiaceae	马兜铃科
Aristolochiae Manshuriensis Caulis	关木通
Aristolochiae Radix	青木香
Aristolochĭa, ae, f.	马兜铃属
Armeniacae Semen Amarum	苦杏仁
armeniăca, ae, f.	杏仁
Arnebiae Radix	软紫草
Arnebĭa, ae, f.	假紫草属
aromatĭcus, a, um	芳香的
aromatĭcus, a, um	砷酸的
arsēnis, ītis, m.	亚砷酸盐
Arteisia capillaris	茵陈蒿
Artemisia annua	黄花蒿
Artemisiae Annuae Herba	青蒿
Artemisiae Argyi Folium	艾叶
Artemisĭa, ae, f.	蒿属
arterĭa, ae, f.	动脉
arthrītis, ĭdis, f.	关节炎
Artemisiae Scopariae Herba	茵陈
arvensis, e	野生的
Arăchis, ĭdis, f.	落花生属
Arĕca, ae, f.	槟榔属
arōma, atis	香味
Asari Radix et Rhizoma	细辛
Asarum heterotropoides var. *Mandshuricum*	北细辛
Asarum sieboldii	华细辛
Asclepiadaceae	萝藦科
ascorbinĭcus, a, um	抗坏血酸的
ascāris, idis, f.	蛔虫
aseptĭcus, a, um	消毒的
asiatĭcus, a, um	亚洲的
Asini Corii Colla	阿胶
Asparagi Radix	天冬
Asparagus cochinchinensis	天门冬
Asparăgus, i, n.	天门冬属
Asper, ĕra, ĕrum	带刺的
asphyxĭa, ae, f.	窒息
aspirīnum, i, n.	阿司匹林
aspongŏpus, i, m.	九香虫
Aster tataricus	紫菀
Aster, ĕris, m.	紫菀属
Asteris Radix et Rhizoma	紫菀
asthma, ătis, n.	喘息
Astragali Radix	黄芪
Astragalus membranaceus	膜荚黄芪
Astragălus, i, m.	黄芪属
Asārum, i, n.	细辛属
ater, ra, rum	黑的
atomĭcus, a, um	原子的
Atractylodes lancea	茅苍术
Atractylodes macrocephala	白术
Atractylodis Macrocephalae Rhizoma	白术
Atractylodis Rhizoma	苍术
Atractylōdes, is, f.	术属
Atropa, ae, f.	颠茄属
atropīnum, i, n.	阿托品
atrovĭrens, ēntis	深绿色的
attēnte, adv	仔细地
atōmus, i, f.	原子
Aucklandiae Radix	木香

Aucklandĭa, ae, f. 云木香属
Aurantii Fructus Immaturus 枳实
aurantĭum, i, n. 橘,橙
aurantĭus, a, um 橙色的
aureomycīnum, i, n. 金霉素
auriculāris, e 耳部的
auricŭla, ae, f. 小耳
auris, is, f. 耳
auristīlla, ae, f. 滴耳液
aurum, i, n. 金
aurĕus, a, um 金黄色的
autumnālis, e 秋季的
aër, aëris, m. 空气
aërosōlum, i, n. 气雾剂

B

bacca, ae, f. 浆果,草莓
bacitracīnum, i, n. 杆菌肽
bactericĭum, i, n. 杀菌剂
bacteriop hāgum, i, n. 噬菌体
bacterĭum, i, n. 细菌
bacīllus, i, m. 杆,杆菌
balnĕum, i, n. 浴
balsāmum, i, n. 香料
bambou, indecl. n. 竹
Bambusae Caulis in Taenias 竹茹
Bambūsa, ae, f. 簕竹属;簕竹
barax, acis, m. 硼砂
Barĭi Sulfas 硫酸钡
Barĭum, i, n. 钡
basilāris, e 基生的
basis, is, f. (希)底、基底;基质
basĭcus, a, um 基质的
Belamcanda chinensis 射干
Belamcanda, ae, f. 射干属
Belamcandae Rhizoma 射干
belladōnna, ae, f. 颠茄
bendroflumethiazĭdum, i, n. 苄氟噻嗪
bene, adv. 好好地
Benincāsa, ae, f. 冬瓜属
benzalkonĭum, i, n. 二甲基苄基烃铵
benzhexōlum, i, n. 苯海索
benzocaīnum, i, n. 苯佐卡因
benzoë, es, f. 安息香
benzoĭcus, a, um 苯甲酸的
benzydamīnum, i, n. 炎痛静苄达明
Benzylpenicillīnum Kalĭcum pro Injectiōne 注射用青霉素钾
Benzylpenicillīnum Kalĭcum 青霉素钾
Benzylpenicillīnum Natrĭcum pro Injectione 注射用青霉素钠
Benzylpenicillīnum Natrĭcum 青霉素钠
benzylpenicillīnum, i, n. 青霉素
benzīnum, i, n. 汽油
benzŏas, ātis, m. 苯甲酸盐
bephenīnum, i, n. 苄酚宁
Berberidaceae 小檗科
Berberīni Hydrochlorĭdum 盐酸小檗碱
berberīnum, i, n. 黄连素
Berbĕris, ĭdis, f. 小檗属
beta, ae, f. 甜菜
betamerphalānum, i, n. 异芳芥
bibo, ĕre 饮,喝
bicarbŏnas, ātis, m. 重碳酸盐
bihorĭum, i, n. 二小时
bilis, is, f. 胆汁
biochīma, ae, f. 生化学
biologĭa, ae, f. 生物学
bis in die (b. i. d.) 每日二次
bis, adv. 二次
Bismŭthi Subcarbōnas 次碳酸铋
bismŭthum, i, n. 铋
bitārtras, atis, m. 重酒石酸盐
bistōrta, ae, f. 拳参
Biŏta, ae, f. 侧柏属
Bletillae Rhizoma 白及
Bletīlla striata 白及
bombyx, ycis, m. 家蚕
bonus, a, um 好的
Boraginaceae 紫草科
borax, acis, m. 硼砂
Borneolum Syntheticum 冰片
borĭcus, a, um 硼酸的
Bos taurus domesticus 牛
Bos, Bovis, m. 牛属;牛

Bovis Calculus	牛黄
bramĭum, i, n.	臂
brevis, e	短的
bromocresōlum, i, n.	溴甲酚
bromātus, a, um	溴化的
bromĭdum, i, m.	溴化物
bronchus, i, n.	支气管
bronchītis, idis, f.	支气管炎
Broussonetĭa, ae, f.	构属
Brucěa, ae, f.	鸦胆子属
Bubălus, i, m.	水牛属
Buddlejae Flos	密蒙花
Buddleĭa, ae, f.	醉鱼草属
bufo, ōnis, f.	蟾酥
bulbus, i, m.	鳞茎
bullĭens, ēntis	煮沸的
bullĭo, īre	煮沸
Bungarus multicinctus Blych	银环蛇
Bungarus Parvus	金钱白花蛇
Bungărus, i, m.	环蛇属
Bupleuri Radix	柴胡
Bupleurum chinensis	柴胡
Bupleurum, i, n.	柴胡属
bursa, ae, f.	囊,袋

C

Cacumen Platycladi	侧柏叶
cacăo, indecl.n.	可可豆
cacūmen, ĭnis, n.	枝梢
caecus, a, um	盲目的
caena, ae, f.	晚餐
caerlĕus, a, um	蓝色的
Caesalpinĭa, ae, f.	云实(苏木)属
Calamina, ae, f.	炉甘石
Calcĭi Chlorĭdum	氯化钙
Calcĭi Glucōnas	葡萄糖酸钙
Calcĭi Lactas	乳酸钙
calcĭum, i, n.	钙
calcŭlus, i, m.	小石,结石
calefacĭo, ere	使热,加温
calomĕlas, ānos, n.	甘汞
calor, oris, n.	热度,热气
Calvatĭa, ae, f.	秃马勃属;马勃
calx, calcis.f.	石灰
calyx, vcis, m.	蒂,花萼
calĭdus, a, um	热的
Campanulaceae	桔梗科
Campanumoea, ae, f.	金钱豹属
camphŏra, ae, f.	樟脑
Campsis, is, f.	灵霄花属
Camptotheca acuminata	喜树
campus, i, m.	田野
campēster, tris, tre	田野的
canalicŭlus, i, n.	小沟,小管
Canarĭum, i, m, n.	橄榄属
Canavalĭa, ae, f.	刀豆属
cancer, cri, m.	癌
candĭdus, a, um	纯洁的
Cannabis, is, f.	大麻属
canthăris, īdis, f.	斑蝥
canālis, is, m.f.	沟管
Caprifoliaceae	忍冬科
caprŏas, atis, m.	乙酸盐
capsŭla, ae, f.	胶囊
caput, itis, n.	头
capīllus, i, m.	头发
capĭo, ĕre	服用
carbo, ōnis, m.	炭
carbonisatĭo, ōnis, f.	碳化
carbonĕum, i, n.	碳
carbonĭcus, a, um	碳酸的
carbăsus, i, n.	纱布
carbŏnas, ātis, m.	碳酸盐
carcinōma, atis, n.	癌
cardinālis, e	深红色的
Carpesĭum, i, n.	天名精属
Carthami Flos	红花
Carthamus tinctorius	红花
Carthamus, i, m.	红花属
Caryophyllaceae	石竹科
Caryophylli Flos	丁香
caryophyllus, i, n.	丁香
carāpax, acis, m.	甲壳;龟壳
Cassia obtusifolia	决明
Cassia, ae, f.	山扁豆属
Cassiae Semen	决明子

catĕchu, indecl.n.	儿茶	China, ae, f.	中国
caulis, is, m.	茎,干	chinēnsis, e	中国的
caustĭcus, a, um	苛性的	chirurgĭa, ae, f.	外科学
cautus, a, um	细心的	chirurgĭcus, a, um	外科学的
cavum, i, n.	凹,腔	chirūrgus, i, m.	外科医师
Celastraceae	卫矛科	chloramphenicōlum, i, n.	氯霉素
celer, eris, ere	迅速的	Chloranthaceae	金粟兰科
cellulōsum, i, n.	纤维素	Chlorhexidīni Acetas	醋酸洗必泰
cellŭla, ae, f.	细胞,蜂房	chlormethīnum, i, n.	氮芥
Celosiae Cristatae Flos	鸡冠花	chlorobutanōlum, i, n.	三氯叔丁醇
Celosĭa, ae, f.	青葙属	chlorofōrmum, i, n.	氯仿
centigrāmma, atis, n.	厘克,0.01 克	chloroquīnum, i, n.	氯喹
centimĕter, ri, m.	厘米	Chlorpromazīni Hyrochlorĭdum	盐酸氯丙嗪
centimĕtrum, i, n.	厘米	chlorpromazīnum, i, n.	氯丙嗪
centrālis, e	中心的	chlorpropamĭdum, i, n.	氯磺丙脲
centum, num.	一百	chlortetracyclīnum, i, n.	金霉素
cepa, ae, f.	葱	chlorum, i, n.	氯
cephalanōplos, osis, n.	小蓟	chlorālum, i, n.	氯醛
Cephalotaxaceae	三尖杉科	chlorātus, a, um	氯化的
Cephalotaxus fortunei	三尖杉	chlorĭdum, i, n.	氯化物
Cephalotaxus, i, f.	三尖杉属	chlōras, ātis, m.	氯酸盐
cephalothīnum, i, n.	先锋霉素	Choerospondĭas, atis, f.	南酸枣属
cera, ae, f.	蜡	cholinesterāsa, ae, f.	胆碱酯酶
cerevisĭa, ae, f.	啤酒	cholēra, ae, f.	霍乱
cereŏlus, i, m.	尿道栓	chordiazepoxĭdum, i, n.	利眠宁
certus, a, um	一定的	chronĭcus, a, um	慢性的
Cervi Cornu Pantotrichum	鹿茸	Chrysanthemi Flos	菊花
Cervi Cornu	鹿角	Chrysanthemi Indici Flos	野菊花
Cervus elaphus	马鹿	*Chrysanthemum morifolium*	菊花
Cervus nippon	梅花鹿	Chrysanthēmum, i, n.	菊属
Cervus, i, m.	鹿属;鹿	chrysarobīnum, i, n.	驱虫豆素
cervīnus, a, um	鹿的	chrōmas, atis, m.	铬酸盐
cerāsum, i, n.	樱桃	Chuanxiong Rhizoma	川芎
cerātus, a, um	蜡制的	chuanxong, indecl.n.	川芎
cerĕbrm, i, n.	大脑	Cibotii Rhizoma	狗脊
cerĕus, a, um	蜡的	*Cibotium barometz*	金毛狗脊
Chaenomeles speciosa	贴梗海棠	Cibotĭum, i, n.	金毛狗脊蕨属
Chaenomelis Fructus	木瓜	cibus, i, m.	食物,餐
Chaenomĕles, is, f.	木瓜属	Cichorĭum, i, n.	菊苣属
Changĭum, i, n.	明党参属	cier, eris, n.	豌豆
chebŭla, ae, f.	诃子	cilium, i, n.	睫
chimĭa, ae.f.	化学	Cimicifūga, ae, f.	升麻属
chimĭcus, a, um	化学的	cinerĕus, a, um	灰色的

cinnabăris, is, f. 朱砂
Cinnamomi Cortex 肉桂
Cinnamomi Ramulus 桂枝
Cinnamomum cassia 肉桂
Cinnamŏmum, i, n. 樟属
circum, adv. 近,周围
circus, i, n. 圈
Cirrhōsus, a, um 有卷须的
Cirsĭum, i, n. 蓟属
Cissampĕlos, otis, f. 锡生藤属
Cistanche, es, f. 肉苁蓉属
cito, adv. 迅速地
citras, atis, m. 枸橼酸盐
Citri Reticulatae Pericarpium Viride 青皮
Citri Reticulatae Pericarpium 陈皮
citrum, i, n. 枸橼,柠檬
Citrus, i, f. 柑属
citrĭcus, a, um 枸橼酸的
civis, is, m.f. 公民
clarus, a, um 明显的
claudo, ĕre 关闭,封
clausus, a, um 封好的
Clematidis Radix et Rhizoma 威灵仙
Clemătis, ĭdis, f. 铁线莲属
clindamycīnum, i, n. 克林霉素
clinicālis, e 临床的
Climopodĭum, i, n. 风轮菜属
clinĭca, ae, f. 门诊所
clofibrātum, i, n. 氯贝丁酯
clolīnum, i, n. 胆碱
clonidīnum, i, n. 可乐定
cloxacillīnum, i, n. 邻氯唑西林
clysma, ae, f. 灌肠剂
clyster, eris, n. 灌肠法
Cnidĭum, i, n. 蛇床属
cocaĭnum, i, n. 可卡因
cochlĕa, ae, f. 耳蜗
cochlĕar, āris, n. 匙
coctus, a, um 煮熟的
Codeīni Phosphas 磷酸可待因
codeīnum, i, n. 可待因
Codonopsis pilosula 党参
Codonopsis Radix 党参
codonōpsis, idis, f. 羊乳,四叶参
Codonōpsis, is, f. 党参属
Coelogyne, es, f. 贝母兰属
coena, ae, f. 晚饭
Coicis Semen 薏苡仁
Coix lacryma-jobi var.*mayuen* 薏苡
Coix, coĭcis, f. 薏苡属
colatĭo, onis, f. 滤过
colatūra, ae, f. 滤液
colchicīnum, i, n. 秋水仙碱
colla, ae, f. 胶
collectĭo, onis, f. 收集
collodĭum, i, n. 火棉胶
colloidālis, e 胶体的
collum, i, n. 头颈
collyrĭum, i, n. 洗眼液
collāpsus, us, m. 虚脱
collēga, ae, f.m. 同学
collĭgo, ere 采集,收集
color, oris, m. 颜色
coloratĭo, onis, f. 染色
colorātus, a, um 有色的
colĭca, ae, f. 结肠
coma, atis, n. 昏迷
Commelīna, ae, f. 鸭跖草属
commūnis, e 普通的
complētus, a, um 充实的,满的
Compositae 菊科
composĭtus, a, um 复方的
comprēssus, a, um 扁平的
compōno, ēre 复制,编著
concentrātus, a, um 浓缩的
concha, ae, f. 贝壳
concīsus, a, um 切好的
conditĭo, onis, f. 条件
confectĭo, onis, f. 糖膏剂
congelātus, a, um 冻结的
congĕlo, āre 冻结
congĭus, i, m. 加仑
conjunctivitis, ĭdis, f. 结膜炎
conservatĭo, onis, f. 保存,存放
conspērgo, ere 撒布

conspērsus, a, um	撒布的
constipatĭo, onis, f.	便秘
constitŭens, entis	赋形的
consto, āre	值,含有
consērvo, āre	存放,储藏
contagiōsus, a, um	传染的
contagĭo, onis, f.	传染
contra, praep, acc.	抗
contusĭo, ōnis, f.	捣碎
contĕro, ere	研细
contūdo, ere	捣碎
contūsus, a, um	捣碎的
Convolvulaceae	旋花科
Coptidis Rhizoma	黄连
Coptis chinensis	黄连
Coptis, ĭdis, f.	黄连属;黄连
coquo, ēre	煮
cor, cordis, n.	心脏
cordifōrmis, e	心形的
Cordyceps sinensis	冬虫夏草
Cordyceps, cipis, f.	虫草属;冬虫夏草
cordātus, a, um	心形的
Cornaceae	山茱萸科
Corni Fructus	山茱萸
cornu, us, n.	角
Cornus officinalis	山茱萸
cornūtus, a, um	有角的
corpus, oris, n.	身体
corrigens, ēntis	矫味的
corruptĭo, onis, f.	败坏,腐朽
corrūptus, a, um	腐朽的
cortex, ĭcis, m.	皮,树皮
Cortisōni Acetas	醋酸可的松
cortisōnum, i, n.	可的松
Corydalis Rhizoma	延胡索
Corydalis yanhusuo	延胡索
Corydălis, is, f.	紫堇属;延胡索
coryza, ae, f.	感冒
corōlla, ae, f.	小花冠
costa, ae, f.	肋骨
crambe, es, f.	白菜
cranĭum, i, n.	头颅
cras, adv.	明天
Crassulaceae	景天科
Crataegi Fructus	山楂
Crataegus pinnatifida	山楂
Crata̅e̅gus, i, f.	山楂属
cremor, oris, m.	乳膏剂
crenātus, a, um	圆齿的
cresōlum, i, n.	甲酚
creta, ae, f.	白垩
cricoarytaenoidĕus, a, um	环杓形的
crinis, is, m.	发
crisis, is, f.	危象
Croci Stigma	西红花
Crocus sativus	番红花
cromoglycas, atis, n.	色甘酸盐
Croton, ōnis, m.	巴豆属
Crotonis Fructus	巴豆
croup, indecl.	哮喘
Cruciferae	十字花科
crudus, a, um	生的
cryodesiccātus, a, um	冻干的
crystallidātus, a, um	晶形的
crystallisatĭo, onis, f.	结晶
crystallīnus, a, um	结晶的
crystallīso, āre	结晶
crystāllus, i, f.	结晶体
cubicus, a, um	立方的
Cucurbitaceae	葫芦科
cucurbĭta, ae, f.	南瓜
cucūmis, eris, m.	黄瓜
cum, praep.abl.	含;同;带
cuneifōrmis, e	楔形的
cuneātus, a, um	楔形的
Cupressaceae	柏科
Cuprum, i, n.	铜
curatĭo, onis, f.	治疗
Curculigo orchioides	仙茅
Curculigo, inis, f.	仙茅属
Curcuma aromatica	郁金
Curcumae Radix	郁金
Curcumae Rhizoma	莪术
Curcūma, ae, f.	姜黄属
curo, āre	照顾,护理

Cuscuta chinensis	菟丝子
Cuscūta, ae, f.	菟丝子属
cutaněus, a, um	皮的
cutis, is, f.	皮肤
Cyathulae Radix	川牛膝
cyathŭla, ae, f.	川牛膝,杯苋属
Cycadaceae	苏铁科
Cycas revoluta	苏铁
cyclophosphamĭdum, i, n.	环磷酰胺
cyclophōsphas, atis, m.	环磷酸盐
Cyclīna, ae, f.	青蛤属
Cynanchi Atrati Radix et Rhizoma	白薇
Cynanchi Paniculati Radix et Rhizoma	徐长卿
Cynanchi Stauntonii Rhizoma	白前
Cynanchum atratum	白薇
Cynanchum paniculatum	徐长卿
Cynanchum stauntonii	柳叶白前
Cynomorĭum, i, n.	锁阳属
Cynānchum, i, n.	鹅绒藤属
Cyperaceae	莎草科
Cyperus rotundus	莎草
Cypěrus, i, m.	莎草属
cystis, is, f.	泡,膀胱
cystītis, idis, f.	膀胱炎
cytochrōmum, i, n.	细胞色素
cyānus, i, m.	矢车菊
cyăthus, i, m.	杯子

D

dactinomycīnum, i, n.	放线菌素 D
Dalbergiae Odoriferae Lignum	降香
Daphne genkwa	芫花
Daphne, es, f.	瑞香属
dapsōnum, i, n.	氨苯砜
Datura metel	白花曼陀罗
Daturae Flos	洋金花
Datūra, ae, f.	曼陀罗属
Daucus, i, m.	胡萝卜属
daunorubicīnum, i, n.	柔红霉素
de, praep. abl.	从,论,用
deběo, ere	应该
decagrāmma, atis, n.	十克
decigrāmma, atis, n.	分克(0.1 克)
decoctĭo, onis, f.	煎
decorticātus, a, um	去皮的
decīnus, a, um	第十
decĭes, adv.	十次
decōctum, i, n.	煎剂
degestĭo, ōnis, f.	消化功能
deglutĭo, īre	吞服,吞咽
dehydrātus, a, um	脱水的
deinde, adv.	然后
deltoiděus, a, um	正三角形的
demum, adv.	只,刚才
Dendrobii Caulis	石斛
Dendrobium nobile	金钗石斛
Dendrobium, i, n.	石斛属
dens, dentis, m.	牙,齿
depuro, āre	精制
depurātus, a, um	纯的
dermatītis, ĭdis, f.	皮炎
Descuraninĭa, ae, f.	播娘蒿属
desinfectĭo, onis, f.	消毒
deslanosĭdum, i, n.	去乙酰毛花苷 C
Desmodii Styracifolii Herba	广金钱草
Desmodĭum, i, n.	广金钱草,山蚂蝗属
despumātus, a, um	去泡沫的
despūmo, āre	去泡沫
dessĭco, āre	使干,晒,烘
destillatĭo, onis, f.	蒸馏法
destillo, āre	蒸馏
destillātus, a, um	蒸馏的
dexamethasōnum, i, n.	地塞米松
dexter, tre, trum	右的,右边的
dextrānum, i, n.	右旋糖酐
dextrīnum, i, n.	糖精
diagnōsis, is, f.	诊断
dialysis, is, f.	渗滤
Diānthus, i, m.	石竹属
diatrizŏas, atis, m.	泛影酸盐
diazepāmum, i, m.	地西泮
Dichroa febrifuga	黄常山
Dichrŏa, ae, f.	常山属

Dicksoniaceae	蚌壳蕨科
diclofenamīdum, i, n.	双氯磺酰胺
dicloxacillīnum, i, n.	双氯西林
dico, ere	说明,告诉
Dictamnus, i, m.	白鲜属
dictus, a, um	说过的
dies, ēi, f.m.	日,天
diethylcarbamazīnum, i, n.	乙胺嗪
diethylstilbestrōlum, i, n.	己烯雌酚
difficĭlis, e	困难的
digero, ēre	消化
digitoxīnum, i, n.	洋地黄毒苷
Digitālis, is, f.	毛地黄属;洋地黄
digoxīnum, i, n.	地高辛
digĭtus, i, m.	手指
dihydralazīnum, i, n.	血压达静
dihydrochlorĭdum, i, n.	二盐酸盐
dihydrostreptomycīnum, i, n.	双氢链霉素
diluo, ēre	冲淡,使稀释
dilūtus, a, um	冲淡的,稀释的
dilŭo, ĕre	稀释
dimenhydrinātum, i, n.	乘晕宁
dimercaprōlum, i, n.	二巯基丙醇
dimercaptosuccīnas, atis, m.	二巯丁二酸盐
dimethicōnum, i, n.	二甲基硅油
dimidĭsu, a, um	一半的
dimidĭum, i, n.	一半
dinĭtras, ātis, m.	二硝酸盐
diodoxyquinolīnum, i, n.	双碘奎宁
Dioscorea opposita	山药
Dioscoreaceae	薯蓣科
Dioscoreae Rhizoma	山药
Dioscorĕa, ae, f.	薯蓣属
Diphenhydramīni Hydroc-hlorĭdum	盐酸苯海拉明
diphenhydramīnum, i, n.	苯海拉明
diphtherĭcus, a, um	白喉的
diprophyllīnum, i, n.	二羟丙茶碱
Dipsaci Radix	续断
Dipsăcus, i, m.	川续断属
dispensārum, i, n.	配方处
dispēnso, āre	配制
dissimĭlis, e	不相似的
diuretĭcum, i, n.	利尿剂
divasĭdum, i, n.	羊角拗苷
divisĭo, ōnis, f.	分,分开
divērsus, a, um	各种各样的
divĭdo, ĕre	分开
divĭsus, a, um	分开的
do, āre	给予
docĕo, ēre	疼痛
dolor, oris, m.	痛
Dolĭchos, oris, m.	扁豆属
domestĭcus, a, um	家的
domiphēnum, i, n.	度米芬
domus, us, f.	房子,屋,家
dopamīnum, i, n.	多巴胺
dormĭo, īre	睡觉
dorsum, i, n.	背
dorsālis, e	背生的
dosis, is, f.	(希)剂量
doxycyclīnum, i, n.	去氧土霉素,多西环素
dracaena, ae, f.	血竭,龙血树
Drynarĭa, ae, f.	槲蕨属
Dryopteridaceae	鳞毛蕨科
ducēnti, ae, a, num.	二百
dulcis, e	甜的
duplex, ĭcis	双倍的
durus, a, um	硬的
dysenterĭa, ae, f.	痢疾
dysenterĭcus, a, um	痢疾的
dysnōēa, ae, f.	呼吸困难
dyspepsĭa, ae, f.	消化不良

E

e, ex, praep.abl.	自从,由,同
ebullĭens, entis	沸滚的
ebullĭo, īre	沸,沸腾
Echinopsis Radix	禹州漏芦
Echīnops, psis, m.	蓝刺头属
Eclipta prostrata	鳢肠
Ecliptae Herba	墨旱莲
eczēma, atis, n.	湿疹
edo, ere	吃

effēctus, i, m.	功效,效果	estradiōlum, i, n.	雌二醇
effĭcax, acis	有效的	estōlas, atis, m.	十二烷基硫酸盐
Elaeagnaceae	胡颓子科	et, conj.	和,与
elastĭcus, a, um	弹性的	etacrȳnas, atis, m.	利尿酸盐
electuarĭum, i, n.	甜剂	etamsylātum, i, n.	酚磺乙胺
elemēntum, i, n.	元素	ethinylestradiōlum, i, n.	炔雌醇
Eleochăris, itis, f.	荸荠	ethosuximĭdum, i, n.	乙琥胺
elephāntus, i, m.	象	ethylmorphīnum, i, n.	乙基吗啡
elixir, īris, n.	酏剂	ethylparabēnum, i, n.	对羟基苯甲酸乙酯
elātus, a, um	高的		
elĕphas, antis, m.	象	etiotrōpe, es, f.	驱虫剂
empirĭcus, a, um	验方的	Eucalyptus, i, f.	桉属
emplāstrum, i, n.	硬膏	*Eucommia ulmoides*	杜仲
emulsĭo, ōnis, f.	乳剂	Eucommiaceae	杜仲科
endocridānum, i, n.	内分泌激素	Eucommiae Cortex	杜仲
enĕma, ătis, n.	灌肠剂	Eucommĭa, ae, f.	杜仲属
ephdrīnum, i, n.	麻黄碱	*Eugenia caryophyllata*	丁香
Ephedra sinica	麻黄	*Euonymus alatus*	卫矛
Ephedrae Herba	麻黄	Eupatorii Herba	佩兰
Ephedrīni Hydrochlorīdum	盐酸麻黄碱	Eupatorĭum, i, n.	泽兰属
Ephĕdra, ae, f.	麻黄属	*Euphorbia lathyris*	续随子
epidemĭcus, a, um	流行性的	Euphorbiaceae	大戟科
epidērmis, idis, f.	表皮	Euphorbĭa, ae, f.	大戟属
epileptĭcus, a, um	癫痫性的	*Eupolyphaga sinensis*	地鳖
Epimedii Herba	淫羊藿	Eupolyphaga/Steleophaga	土鳖虫
Epimedium brevicornum	淫羊藿	europaeus, a, um	欧洲的
Epimedĭum, i, n.	淫羊藿属	Euryāle, es, f.	芡实属;芡
Equisetaceae	木贼科	evacŭans, āntis	排空的
Equisetum hiemale	木贼	evacŭo, āre	排空
Equisētum, i, n.	木贼属	evaporatĭo, ōnis, f.	蒸发
equus, i, m.	马	evapŏro, āre	使蒸发
eretmochĕlys, ydis, f.	玳瑁	Evodiae Fructus	吴茱萸
ergo, conj.	所以	Evodĭa, ae, f.	吴茱萸属
ergometrīnum, i, n.	麦角新碱	exanthematĭcus, a, um	斑疹
ergōta, ae, f.	麦角	exceptĭo, ōnis, f.	例外
Ericaceae	杜鹃花科	excito, āre	唤,提
Eriobotrya, ae, f.	枇杷属	exemplāris, e	标准的
Eriobotryae Folium	枇杷叶	execitatĭo, ōnis, f.	练习,锻炼
Eriocāulon, i, n.	谷精草属	exocarpĭum, i, n.	外果皮
erubēscens, ēntis	玫瑰红色的	expectŏrans, āntis	祛痰的
erythromycīnum, i, n.	红霉素	expressĭo, ōnis, f.	压榨,表达
essentiălis, e	基本的	exprīmo, ere	压榨,表达
essentĭa, ae, f.	精汁,香精	exsiccātus, a, um	干燥的

extractĭo, ōnis, f.	浸渍
extrāctum, i, n.	浸膏
extrăho, ere	抽出,浸渍出
extēndo, ere	伸展,伸出
extēnsus, a, um	伸展的
extērnus, a, um	外用的
exĭguus, a, um	微小的
exĭtus, us, m.	结局

F

Faba, ae, f.	蚕豆属
faciālis, e	面部的
factitĭus, a, um	人工的
facĭes, ēi. f.	面部
facĭle, adv.	容易地
facĭlis, e	容易的
facĭo, ĕre	做,制作
faex, faecis, f.	酵母
falsus, a, um	假的
Farfarae Flos	款冬花
farfāra, ae, f.	款冬花
febris, is, f.	伤寒,热度
fel, fellis, n.	胆汁,胆
feminīnus, a, um	阴性的
fermentatĭo, ōnis, f.	发酵
Ferri Ammonĭi Citras	枸橼酸铁铵
ferrum, i, n.	铁
ferrĕus, a, um	铁质的
Ferrōsi Sulfas	硫酸亚铁
ferrōsum, i, n.	亚铁
fervĭdus, a, um	热的
fibra, ae, f.	纤维
fibrīnus, a, um	纤维蛋白性的
Ficus, us, f.	无花果,榕属
Filix, icis, m.	蕨属
filtratĭo, ōnis, f.	滤过
filtro, āre	滤过
filtrātus, a, um	滤过的
firmus, a, um	结实的
fissŭra, ae, f.	缝,裂缝
fixus, a, um	固定的
flavus, a, um	黄色的
flavēscens, ēntis	淡黄色的
flexĭlis, e	有弹性的
flora, ae, f.	植物区系
flos, floris, m.	花
fludrocortisōnum, i, n.	氟氢可的松
fluorouracĭlum, i, n.	氟尿嘧啶
fluorītum, i, n.	紫石英
fluphenazīnum, i, n.	氟奋乃静
fluĭdus, a, um	流动的
Foeniculi Fructus	小茴香
Foenicŭlum, i, n.	茴香属
foetĭdus, a, um	臭的
foliāris, e	与叶有关的
foliŏlum, i, n.	小叶
folĭcus, a, um	叶酸的
folĭum, i, n.	叶
formaldehy̆dum, i, n.	甲醛
formicĭcus, a, um	蚁酸的
formo, āre	制造,写
formĭca, ae, f.	蚂蚁
formŭla, ae, f.	处方,验方
fornix, ĭcis, m.	穹隆
Forsythia suspensa	连翘
Forsythiae Fructus	连翘
Forsythĭa, ae, f.	连翘属
fortis, e	强的,浓的
fortānus, a, um	泉水的,泉源的
fractūra, ae, f.	骨折,折断
Fragarĭa, ae, f.	草莓属
Fraxini Cortex	秦皮
Fraxĭnus, i, f.	白蜡树属
frictĭo, ōnis	擦,擦剂
frigĭdus, a, um	冷的,凉的
Fritillaria cirrhosa	川贝
Fritillariae Cirrhosae Bulbus	川贝母
Fritillarĭa, ae, f.	贝母属
fructus, us, m.	果实
fulvĭdus, a, um	黄褐色的
fumans, āntis	发烟的,冒烟的
fumo, āre	冒烟,吸烟
fundus, i, m.	底
fungus, i, m.	菌
furacillīnum, i, n.	呋喃西林
furapromĭdum, i, n.	呋喃丙胺

furfur, uris, n. 皮屑,糠秕疹
furosemĭdum, i, n. 呋喃苯胺酸
furuncŭlus, i, m. 疖
fuscus, a, um 棕色的
fusus, a, um 熔化的

G

galanthamīnum, i, n. 加兰他敏
galla, ae, f. 五倍子
gallas, atis, f. 没食子酸盐
gallus, i, m. 公鸡
gallĭcus, a, um 没食子酸的
Gardenia jasminoides 栀子
Gardeniae Fructus 栀子
Gardenĭa, ae, f. 栀子属
gargarīsma, ătis, n. 含漱剂
Gastrodia elata 天麻
Gastrodiae Rhizoma 天麻
Gastrodĭa, ae, f. 天麻属
gastrītis, idis, f. 胃炎
Gekko gecko 蛤蚧
gelatīna, ae, f. 明胶
gelātum, i, n. 凝胶剂
gemma, ae, f. 芽
generālis, e 一般的
Genkwa Flos 芫花
genkwa, indecl.n. 芫花
Gentamycīni Sulfas 硫酸庆大霉素
gentamycīnum, i, n. 庆大霉素
Gentiana scabra 龙胆
Gentianaceae 龙胆科
Gentianae Macrophyllae Radix 秦艽
Gentianae Radix et Rhizoma 龙胆
gentiāna, ae, f. 龙胆属
genu, us, n. 膝
genus, ĕris, n. 性;属
Geranĭum, i, n. 老鹳草属
germanĭcus, a, um 德国的
gingivītis, idis, f. 龈炎
Ginkgo biloba 银杏
Ginkgo, indecl.n. 银杏属;银杏
Ginkgoaceae 银杏科
Ginseng Radix et Rhizoma 人参
ginseng, indecl.n. 人参
glaber, bra, brum 无毛的
glaciālis, e 冰的
glacĭes, ei, f. 冰
glandŭla, ae, f. 腺
glaucus, a, um 淡绿色的
Glechomae Herba 连钱草
Gleditsĭa, ae, f. 皂荚属
Glehnia littoralis 珊瑚菜
Glehniae Radix 北沙参
Glehnĭa, ae, f. 珊瑚菜属
globulīnum, i, n. 球蛋白
globus, i, m. 球
globŭlus, i, m. 小球
glucōnas, ātis, m. 葡萄糖酸盐
glucōsum, i, n. 葡萄糖
glutoĭdus, a, um 类胶质的
glutāmas, atis, m. 谷氨酸盐
glycerīnum, i, n. 甘油
Glycĭle, es, f. 大豆属
Glycyrrhiza uralensis 甘草
Glycyrrhizae Radix et Rhizoma 甘草
Glycyrrhīza, ae, f. 甘草属
gonorrhōea, ae, f. 淋浊,淋病
gossypĭum, i, n. 棉花
graciālis, e 细小的
gradus, us, m. 步,级,度
graduātum, i, n. 有刻度量器
graduātus, a, um 有刻度的
gradātim, adv. 渐渐地
graecus, a, um 希腊的
gramen, inis, n. 草
Gramineae 禾本科
gramma, ătis, n. 克
granatum, i, n. 石榴皮
grandiflōrus, a, um 大花的
grandifolĭus, a, um 大叶的
grandis, e 大的
granŭla, ae, f. 冲剂,颗粒剂
gratis, adv. 免费
gravidĭtas, ātis, f. 妊娠
gravis, e 重的
gravādus, a, um 怀孕的

gravĭtas, atis, f. 重量
griseofulvīnum, i, n. 灰黄霉素
grisĕus, a, um 灰色的
grossus, a, um 粗的
gummi, indecl. n. 树胶
gummōsus, a, um 多胶的
gustus, us, m. 味,口味
gutta, ae, f. 滴剂
Guttiferae 藤黄科
guttur, uris, n. 咽喉
guttātim, adv. 一滴一滴地
gypsum, i, n. 石膏

H

habĕo, ēre 有
haema, ātis, n. 血
haematītum, i, n. 赭石
haemoptŏē, es, f. 咯血
haemorrhagĭa, ae, f. 流血
haemorrhŏis, idis, f. 痔漏
haemostatĭcus, a, um 止血的
Haliotidis Concha 石决明
Haliotis discus hannai 皱纹盘鲍
Haliotis diversicolor 杂色鲍
Haliotis ovina 羊鲍
Haliōtis, ĭdis, f. 鲍属
haloperidōlum, i, n. 氟烷啶醇
halothānum, i, n. 氟烷
halītum, i, n. 大青盐
Hamamelidaceae 金缕梅科
haud, adv. 决不,全不
haustus, us, m. 顿服剂
hectamĕtrum, i, n. 百米
hectogrāmma, atis, n. 百克
Hedysărum, i, n. 岩黄蓍属
heliānthus, i, m. 向日葵
helminthagōgus, a, um 驱肠虫的
Hemsleya, ae, f. 雪胆属
hepar, ătis, n. 肝
heparīnum, i, n. 肝素
hepatocrīnum, i, n. 肝淀粉
hepatĭcus, a, um 肝部的
herba, ae, f. 草
Herbacĕus, a, um 草的,草质的
herbarium, i, m. 标本室
heri, adv. 昨日
heroĭca, orum, n. 剧药
heroĭcus, a, um 剧烈性的
heterophyllus, a, um 异型叶的
hiemālis, e 冬天的
Hippocāmpus, i, m. 海马属
Hirūdo, ĭnis, f. 水蛭属
hispanĭcus, a, um 西班牙的
homo, inis, m. 人
hora, ae, f. 小时
hordeacĕus, a, um 大麦的
Hordĕum, i, n. 大麦属
hormōmum, i, n. 激素
hortulānus, a, um 园植的
hortus, i, m. 花园,菜园
hortēnsis, e 园中的
Houttuynia cordata 鱼腥草
Houttuyniae Herba 鱼腥草
Houttuynĭa, ae, f. 蕺菜属
humor, oris, m. 湿气,体液
humānus, a, um 人的
humĭdus, a, um 湿的
Hydrargyrum, i, n. 汞
hydrichlorātus, a, um 氢氯化的
hydrobromĭcus, a, um 氢溴酸的
hydrobromĭdum, i, n. 氢溴化物
hydrocarbonĭcus, a, um 氢碳酸的
hydrochlorothiazĭdum, i, n. 氢氯噻嗪
hydrochlorĭcus, a, um 盐酸的
hydrochlorĭdum, i, n. 氢氯化物,盐酸盐
hydrocortisŏnum, i, n. 皮质醇
Hydrocotўle, es, f. 天胡荽属
hydrogenātus, a, um 氢化的
hydrops, hydrōpis, m. 水肿
hydroscopĭcus, a, um 吸引的
hydroxўdum, i, n. 氢氧化物
hydroxydātus, a, um 氢氧化的
hydrātus, a, um 水化的
hydrĭcus, a, um 水的
hydrōsus, a, um 含水的
Hyoscyămus, i, m. 天仙子属;莨菪

hyperthermĭsans, āntis 发热药
hypertonĭa, ae, f. 高血压
hypertrophĭa, ae, f. 过分肥大
Hyperĭcum, i, n. 金丝桃,金丝桃属
hypnotĭcus, a, um 催眠的
hypnōsis, is, f. 催眠术
hypochlorōsus, a, um 次氯酸的
hypodermatĭcus, a, um 皮下的
hypodermĭcus, a, um 皮下的
hystamīnum, i, n. 组胺
hyston-zinco-insulīnum, i, n. 蛋白锌胰岛素

I

ichthammōlum, i, n. 鱼石脂
ichthyol, olis, n. 鱼石脂
ictĕrus, i, m. 黄疸
idiosyncrăsia, ae, f. 特异反应
idonĕus, a, um 合适的
idoxuridīnum, i, n. 碘苷
ignis, is, m. 火
ignitĭo, onis, f. 烧灼,着火
Ilex cornuta 枸骨
Ilex, ĭcis, f. 冬青属
illicĭtus, a, um 禁止的
illino, ere 抹擦
illīnil, īre 涂抹
immatūrus, a, um 未成熟的
immobĭlis, e 固定的
immunĭtas, atis, f. 免疫性
immūndus, a, um. 不洁净的
Impatĭens, ēntis, f. 凤仙花属
imperāta, ae, f. 白茅
impotentĭa, ae, f. 无能,阳痿
impressĭo, onis, f. 压迹,印象
impūrus, a, um 不纯的
in, praep.acc. abl. 向……里;在……里
incisīvus, a, um 切割的
incisūra, ae, f. 切迹
incĭdo, ere 切割,解剖
index, icis, m. 目录
indigotĭcus, a, um 深蓝色
indirēctus, a, um 间接的
indivīsus, a, um 不分开的
indomethacīnum, i, n. 吲哚美辛
indĭcus, a, um 印度的
indĭgo, inis, f. 蓝靛
indŏles, is, f. 脾气,性质
infans, āntis, m.f. 婴儿
infantĭlis, e 婴儿的
infectĭo, onis, f. 传染
inflammatĭo, onis, f. 发炎
inflammātus, a, um 发炎的
influēnza, ae, f. 流行性感冒
infusĭo, onis, f. 浸制法
infĕrus, a, um 下面的
infīltro, āre 浸入,渗入
infīrmus, a, um 无力的
infūndo, ĕre 注入
infūsum, i, n. 浸剂
ingredĭens, entis, n. 成分
inhalatĭo, ōnis, f. 吸入剂
injectĭo, ōnis, f. 注射剂
inodōrus, a, um 无臭的
inorganĭcus, a, um 无机的
inositōlum, i, n. 肌醇
insalubrĭtas, atis, f. 不清洁
insalūber, bris, bre 不卫生的
insanabĭlis, e 不可医治的
insatiabĭlis, e 食不饱的
inscriptĭo, onis, f. (处方)中记
insecticĭdus, a, um 杀虫的
insipĭdus, a, um 无味的,淡的
insolubĭlis, e 不溶的
insomnĭa, ae, f. 失眠
inspectĭo, onis, f. 启示,吸气
inspiratĭo, onis, f. 装置,设备
instillatĭo, inis, f. 滴入法
institūtum, i, n. 学院,研究所
instīllo, are 滴入
insufflatĭo, onis, f. 吸入法
insulīnum, i, n. 胰岛素
insēctum, i, n. 昆虫
inter, praep.acc. 在……中间
intermedĭus, a, um 中间的
intermīttens, entis 间歇的

internationālis, e 国际的
interĭor, us 在内的
intestinālis, e 内脏的
intestīnum, i, n. 肠,脏器
intoxicatĭo, onis, f. 中毒,醉
intra, praep.acc. 在……里
intramusculāris, e 肌内的
intravenōsus, a, um 静脉内的
intērnus, a, um 内部的
intĕger, gra, grum 完整的
intīmus, a, um 最内的
Inula, ae, f. 旋覆花属
Inulae Flos 旋覆花
Inulae Herba 金沸草
inunctĭo, onis, f. 擦抹
inutĭlis, e 无用的
invĭus, a, um 无路的
involūcrum, i, n. 包袋,信封
iodĭdum, i, n. 碘化物
Iodum, i, n. 碘
iodātus, a, um 碘化的
Iridaceae 鸢尾科
Iris, ĭdis, f. 鸢尾属
irlandĭcus, a, um 爱尔兰的
irradiātus, a, um 放射的
irregulāris, e 不规则的
Isatidis Folium 大青叶
Isatidis Radix 板蓝根
Isatis indigotica 菘蓝
isoniazĭdum, i, n. 异烟肼
isoprenalīnum, i, n. 异丙肾上腺素
isotonĭcus, a, um 等压的
Isātis, ĭdis, f. 菘蓝属
italĭcus, a, um 意大利的
itĕro, āre 重做
itĕrum, adv. 重新,再次

J

japonĭcus, a, um 日本的
jecur, ŏris, n. 肝
jentacŭlum, i, n. 早餐
jodĭcus, a, um 碘酸的
jodĭdum, i, n. 碘化物
jodātus, a, um 碘化的
Juglans, āntis 胡桃属
Jujubae Fructus 大枣
Juncus, i, m. 灯心草属
juscūlum, i, n. 汤汁

K

Kaempferĭa, ae, f. 山奈属
kaki, indecl.n. 柿
Kalopanax, acis, m. 刺楸属
kalĭcus, a, um 钾的
Kalĭi Chlorĭdum 氯化钾
Kalĭi Citras 枸橼酸钾
Kalĭi Permangănas 高锰酸钾
kalĭum, i, n. 钾
kanamycīnum, i, n. 卡那霉素
kephalīnum, i, n. 脑磷脂
keratĭtis, tĭdis, f. 角膜炎
kilogrāmma, atis, n. (千克)公斤
kilomētrum, i, n. (千米)公里
Knoxĭa, ae, f. 红芽大戟属
koreānus, a, um 朝鲜的
korĕa, ae, f. 朝鲜

L

Labiatae 唇形科
labiālis, e 唇的
labiātus, a, um 唇形的
labor, oris, m. 劳动,工作
labĭum, i, n. 唇
lac, lactis, n. 乳
lacca, ae, f. 漆
lactas, ātis, m. 乳酸盐
lactobiōnas, atis, m. 乳糖酸盐
lactānum, i, n. 灭菌牛乳
lactĭcus, a, um 乳酸的
lactōsum, i, n. 乳糖
laevus, a, um 左边的
lagēna, ae, f. 瓶
Laminaria japoinca 海带
Laminarĭa, ae, f. 昆布属
lamēlla, ae, f. 板,层
lana, ae, f. 羊毛

lancifolĭus, a, um	披针形叶的	lignĕus, a, um	木的,木质的
lanolīnum, i, n.	羊毛脂	Ligustri Lucidi Fructus	女贞子
lapis, idis, m.	石	*Ligustrum lucidum*	女贞
Lardizabalaceae	木通科	Ligustĭcum, i, n.	藁本属
laryngītuis, idis, f.	喉炎	Ligūstrum, i, n.	女贞属
larynx, yngis, m.	喉	Liliaceae	百合科
lasiosphaera, ae, f.	毛球马勃属	Lilii Bulbus	百合
Lasiosphaera/Calvatia	马勃	*Lilium brownii* var. *viridulum*	百合
latens, entis	潜伏的	Lilĭum, i, n.	百合
laterālis, e	侧生的	lincomycīnum, i, n.	林可霉素
latitūdo, inis, f.	宽度	*Lindera aggregata*	乌药
latus, a, um	宽的	Lindera, ae, f.	山胡椒属
latus, eris, n.	腰	Linderae Radix	乌药
latīnus, a, um	拉丁的	lineāris, e	线形的
latĭum, i, n.	拉丁姆	lingua, ae, f.	舌,语言
Lauraceae	樟科	linimēntum, i, n.	擦剂
lavo, āre	洗	Linnaeus, i, m.	林奈
laxans, antis	轻泻的	Linum, i, n.	亚麻属
laxatīvus, a, um	轻泻的	linĭo, īre	擦抹
Leguminosae	豆科	*Liquidambar formosana*	枫香
legūmen, inis, n.	蔬菜,荚果	Liquidāmbar, āris, n.	枫香属
lenis, e	柔软的	liquor, ōris, m.	溶液剂
lenīter, adv.	缓慢地	liquĭdus, a, um	液体的
Leonuri Herba	益母草	Lithospermi Radix	硬紫草
Leonurus japonicus	益母草	*Lithospermum erythrorhizon*	紫草
Leonūrus, i, m.	益母草属	litrum, i, n.	升
Lepidĭum, i, n.	独行菜属	littĕra, ae, f.	字,字母
lepra, ae, f.	麻风	Lobelĭa, ae, f.	半边莲属
leprōsus, a, um	患麻风病的	lobus, i, m.	叶裂片
letālis, e	致死的	lobŭlus, i, m.	小叶,小裂片
leucaemĭa, ae, f.	白细胞	loco, āre	放置,放在
leucorrhōēa, ae, f.	白带	locus, i, m.	地方,部位
Levamisōli Hydrochlorĭdum	盐酸左旋咪唑	locālis, e	局部的
levamisōlum, i, n.	左旋咪唑	logan, indecl.n.	龙眼
levis, e	轻的,轻质的	longitūdo, inis, f.	长度
levodōpa, ae, f.	左旋多巴	longus, a, um	长的
liber, era, erum	自由的	*Lonicera japonica*	忍冬
libra, ae, f.	磅	Lonicerae Japonicae Caulis	忍冬藤
libĭtus, us, m.	随意,自由	Lonicerae Japonicae Flos	金银花
lichen, enis, m.	苔藓,地衣	Lonicĕra, ae, f.	忍冬属
lidocaīnum, i, n.	利多卡因	*Lophatherum gracile*	淡竹叶
lien, enis, m.	脾	lotĭo, ōnis, f.	洗剂
lignum, i, n.	心材	lues, is, f.	传染病

Lumbricus, i, m.	地龙
luxatĭo, ōnis, f.	脱位
Lycii Cortex	地骨皮
Lycii Fructus	枸杞子
Lycium barbarum	宁夏枸杞
Lycopi Herba	泽兰
Lycopodiaceae	石松科
Lycopodium japonicum	石松
Lycopodĭum, i, n.	石松属
Lycĭum, i, n.	枸杞属
Lycŏpus, i, m.	地笋属
Lygodiaceae	海金沙科
Lygodium japonicum	海金沙
Lygodĭum, i, n.	海金沙属
lympha, ae, f.	淋巴
lymphadenītis, idis, f.	淋巴结炎
lymphonōdus, i, n.	淋巴结
Lysimachia christinae	过路黄
Lysimachiae Herba	金钱草
Lysimachĭa, ae, f.	珍珠菜属

M

maceratĭo, ōnis, f.	浸渍法
macrocĭcus, a, um	全身的
macrophyllus, a, um	大叶的
macĕro, āre	浸渍,浸软
macŭla, ae, f.	斑点,污点
magaloscōpus, i, m.	放大镜
magestrōlum, i, n.	甲地孕酮
magis, adv.	更
magisterĭum, i, n.	特效药
magma, ătis, n.	乳胶剂
Magnesĭi Sulfas	硫酸镁
magnesĭum, i, n.	镁
Magnetĭtum, i, n.	磁石
Magnolia liliflora	辛夷
Magnolia officinalis	厚朴
Magnoliaceae	木兰科
Magnoliae Flos	辛夷
Magnoliae Officinalis Cortex	厚朴
Magnoliae Officinalis Flos	厚朴花
Magnolĭa, ae, f.	木兰属
magnus, a, um	大的
Mahonĭa, ae, f.	十大功劳属
major, us	较大
malarĭa, ae, f.	疟疾
malum, i, n.	苹果
Malvaceae	锦葵科
malĭcus, a, um	苹果酸的
malĭgnus, a, um	恶性的
mamma, ae, f.	乳房
mane, adv.	早晨
mangānum, i, n.	锰
manipŭlus, i, m.	柄
mannitōlum, i, n.	甘露醇
manshuriensis, e	满洲的
Mantidis Oötheca	桑螵蛸
manus, us, f.	手
margarita, ae, f.	珍珠
marginālis, e	边生的
marginātus, a, um	具有边缘的
margo, inis, f.	边沿,边缘
marīnus, a, um	海的
masculīnus, a, um	阳性的
massa, ae, f.	块
mastix, isis, f.	乳香
mastĭtis, idis, f.	乳腺炎
materĭa, ae, f.	材料
matunīnus, a, um	早晨的
matūrus, a, um	熟的,长成的
maxīmum, adv.	最大地
maxīmus, a, um	最大的
medicālis, e	药用的
medicāmen, ĭnis, n.	药物
medicinālis, e	药用的
mediānus, a, um	中间的
medĭcus, a, um	治疗的
medĭcus, i, m.	医师,大夫
medĭum, i, n.	中间,方法
medĭus, a, um	中间的
medūlla, ae, f.	茎髓
mel, mellis, n.	蜜
Melia azedarach	苦楝
Meliaceae	楝科
mellītus, a, um	蜜制的
Melĭa, ae, f.	楝属

membrāna, ae.f.	膜	mollis, e	软的
meningītis, idis, f.	脑膜炎	Momordica, ae, f.	苦瓜属
Menispermaceae	防己科	mongolĭcus, a, um	蒙古的
Menispermi Rhizoma	北豆根	montānus, a, um	野生的
Menispermum dauricum	蝙蝠葛	Moraceae	桑科
Menispermum, i, n.	蝙蝠葛属	morbus, i, m.	疾病
menstrŭum, i, n.	溶媒	morbīlli, ōrum, m.plur.	麻疹
mensuālis, e	每月的	Mori Cortex	桑白皮
Mentha haplocalyx	薄荷	Mori Folium	桑叶
Mentha, ae, f.	薄荷属	Mori Ramulus	桑枝
Menthae Herba	薄荷	Morindae Officinalis Radix	巴戟天
mephentermīnum, i, n.	美芬丁胺	Morphīni Hydrochlorĭdum	盐酸吗啡
meprobamātum, i, n.	安定	morphīnum, i, n.	吗啡
meridĭes, ei, m.	中午	mortālis, e	死的，致死的
Merĕtrix, ĭcis, f.	文蛤属	*Morus alba*	桑
methaqualōnum, i, n.	甲喹酮	Morus, i, f.	桑属；桑树
methotrexātum, i, n.	甲氨蝶呤	morīnda, ae, f.	巴戟天属
methoxamīnum, i, n.	甲氧明	mos, moris, m.	风俗，习惯
methyl, ylis, n.	甲基	*Moschus berezovskii*	林麝
methyletstosterōnum, i, n.	甲睾酮	*Moschus moschiferus*	原麝
methylēnum, i, n.	亚基	*Moschus sifanicus*	马麝
methŏdus, i, f.	方法	Moschus, i, m.	麝属；麝香
metoclopramĭdum, i, n.	甲氧氯普胺	moschātus, a, um	含麝香的
metronidazōlum, i, n.	甲硝唑	Mosla, ae, f.	香薷属
metrum, i, n.	米，公尺	Moslae Herba	香薷
meātus, us, m.	导管，管	Moutan Cortex	牡丹皮
microcapsŭla, ae, f.	微型胶囊	moutan, indecl.n.	牡丹
micrográmma, ătis, n.	微克	mucilago, inis, f.	胶浆，黏液
micrōbus, i, n.	微生物	mucōsus, a, um	多黏液的
mille, num.	一千	multotĭes, adv.	多次
millesīmus, a, um	第一千的	multus, a, um	多的
milligrāmma, ătis, n.	毫克	multĭplex, ĭcis	多倍的
millilitrum, i, n.	毫升	Mume Fructus	乌梅
millimĕtrum, i, n.	毫米	mume, indecl.n.	乌梅
minerālis, e	矿物的	mus, mueis, m.	鼠
minor, us	更小的	musculāris, e	肌肉的
minīmum, adv.	最少	muscŭlus, i, m.	肌肉
minīmus, a, um	最小的	mydecamycīnum, i, n.	麦迪霉素
minūta, ae, f.	分钟	Mylăbris, idis, f.	斑蝥
miscĕo, ēre	混合	myristĭca, ae, f.	肉豆蔻
mistūra, ae, f.	合剂	Myrsinaceae	紫金牛科
mitis, e	缓和的	Myrtaceae	桃金娘科
modus, i, m.	式样，方式	myxoedēma, atis, n.	黏液性水肿

N

naevus, i, m.	痣
nandrolōnum, i, n.	去甲睾酮
narcorĭcus, a, um	麻醉的
narcōsis, is, f.	(希)麻醉
Nardostachys chinensis	甘松
nasālis, e	鼻的
Natrĭcus, a, um	钠的
Natrĭi Bicarbōnas	碳酸氢钠
Natrĭi Chlorĭdum	氯化钠
Natrĭi Citras	枸橼酸钠
Natrĭi Hydroxydum	氢氧化钠
Natrĭi Nitris	亚硝酸钠
Natrĭum, i, n.	钠
naturālis, e	天然的
natus, a, um	生下的
natīvus, a, um	本地的
natūra, ae, f.	本性,大自然
nebŭla, ae, f.	喷雾剂
necessarĭus, a, um	必要的
Nelūmbo, ĭnis, f.	莲属
neomycīnum, i, n.	新霉素
neoplāsma, atis, n.	肿瘤
neostigmīnum, i, n.	新斯的明
nephrītis, idis, f.	肾炎
nervus, i, m.	叶脉,神经
nervōsus, a, um	神经的
neuralgĭa, ae, f.	神经痛
neurasthenĭa, ae, f.	神经衰弱
neutralĭsans, antis	中和剂
nicotinamĭdum, i, n.	烟酰胺
nicotinĭcus, a, um	烟酸的
nidus, i, m.	巢
niger, gra, grum	黑色的
Nigēlla, ae, f.	黑种草属
nikethamĭdum, i, n.	尼可刹米
ningpoēnsis, e	宁波的
nippon, indecl.n.	日本
nitras, ātis, m.	硝酸盐
nitris, ītis, m.	亚硝酸盐
nitrobīnum, i, n.	氧氮芥
nitrogenĭum, i, n.	氮
nitroglycerīnum, i, n.	硝酸甘油
nitrum, i, n.	硝石
nitrĭcus, a, um	硝酸的
nitrōsus, a, um	亚硝酸的
nocte, adv.	夜间
noctūrnus, a, um	夜间的
nodus, i, m.	节,关节
nomen, inis, n.	名词,名字
non, adv.	否,不
Noradrenalīni Bitārtras	重酒石酸去甲肾上腺素
noradrenalīnum, i, n.	去甲肾上腺素
norethisterōnum, i, n.	炔诺酮
norgestrĕlum, i, n.	甲基炔诺酮
normālis, e	正常的
noto, āre	注明
Notoginseng Radix et Rhizoma	三七
notogīnseng, indecl.n.	三七
Notopterygii Rhizoma et Radix	羌活
Notopterygĭum, i, n.	羌活属
novobiocīnum, i, n.	新生霉素
novus, a, um	新的
nox, noctis, f.	夜
nuclĕus, i, m.	核
numĕrus, i, m.	数目
nutrĭens, ēntis	滋补的
nux, nucis, f.	果核,核
Nymphaeaceae	睡莲科
Nyssaceae	紫树科
nystatīnum, i, n.	制霉菌素

O

obconĭcus, a, um	倒圆锥形的
obdūctus, a, um	包好的
oblātum, i, n.	淀粉囊
oblātus, a, um	近扁球形的
oblĭquus, a, um	斜的
oblōngus, a, um	长圆形的,矩圆形的
obovātus, a, um	倒卵形的
obscūrus, a, um.	暗的
obtusifolĭus, a, um	钝形叶的
obtūro, āre	塞,封闭

obtūsus, a, um 钝形的
occidentālis, e 西方的
octŭplum, i, n. 八倍
oculēntum, i, n. 眼膏
ocŭlus, i, m. 眼
odontalgĭa, ae, f. 牙痛
odontalgĭcum, i, n. 牙痛剂
odor, oris, m. 香味，气味
odorātus, a, um 有香味的
oesophăgus, i, m. 食管
officinālis, e 药房的，药用的
officīna, ae, f. 药房(店)
Oleaceae 木犀科
oleĭcus, a, um 油酸的
oleōsus, a, um 多油的
olla, ae, f. 罐，壶
Olĕum Arachĭdis 花生油
Olĕum Armeniăcae 杏仁油
Olĕum Aurantĭi 橙皮油
Olĕum Cacao 可可豆油
Olĕum Caryophȳlli 丁香油
Olĕum Chenopodĭi 土荆芥油
Olĕum Cinnamŏmi 桂皮油
Olĕum Citri 枸橼油
Olĕum Iodinātum 碘化油
Olĕum Jecŏris Piscis 鱼肝油
Olĕum Lini 亚麻油
Olĕum Menthae 薄荷油
Olĕum Olīvae 橄榄油
Olĕum Ricĭni 蓖麻油
Olĕum Sesămi 芝麻油
Olĕum Terebinthīnae 松节油
olĕum, i, n. 油，油剂
olĭva, ae, f. 橄榄
omnopōnum, i, n. 阿片全碱
omēntum, i, n. 网膜
oōthēca, ae, f. 螵蛸
Ophiopogon japonicus 麦冬
Ophiopogonis Radix 麦冬
Ophiopŏgon, ōnis, m. 沿阶草属
ophthalmĭa, ae, f. 眼炎
opportūnus, a, um 适合的
opposĭtus, a, um 对生的
optĭcus, a, um 眼的
opus, eris, n. 需要，工作
opĭum, i, n. 阿片
orbiculāris, e 圆形的
Orchidaceae 兰科
ordinarĭus, a, um 平常的
ordo, inis, m. 次序
orgānum, i, n. 器官
orientālis, e 东方的
originālis, e 原来的
Oroxȳlum, i, n. 木蝴蝶属
oryzanōlum, i, n. 谷维素
Orȳza, ae, f. 稻属；米
os, oris, n. 口
os, ossis, n. 骨
Osmunda japonica 紫萁
Osmundaceae 紫萁科
ossĕus, a, um 骨质的
osteomalacĭa, ae, f. 骨软化症
Ostrea gigas 长牡蛎
Ostrea rivularis 近江牡蛎
Ostrea talienwhanensis 大连湾牡蛎
ostrĕa, ae, f. 牡蛎
ostēōma, atis, n. 骨瘤
ostītis, idis, f. 骨炎
otītis, idis, f. 耳炎
ovis, is, f. 羊
ovum, i, n. 卵，蛋
ovālis, e 卵形的
ovātus, a, um 卵形的
oxacillīnum, i, n. 苯唑西林
oxydum, i, n. 氧化物
oxydātus, a, um 氧化的
oxygenĭum, i, n. 氧
oxymel, ellis, n. 醋蜜剂
oxytetracyclīnum, i, n. 土霉素
oxytocīnum, i, n. 缩宫素

P

Paeonia lactiflora 芍药
Paeonia suffruticosa 牡丹
Paeoniae Radix Alba 白芍
Paeoniae Radix Rubra 赤芍

Paeonĭa, ae, f.	芍药属
pallĭdus, a, um	苍白的
Palmae	棕榈科
palmātus, a, um	掌状的
Panax ginseng	人参
Panax notoginseng	三七
Panax, ācis, m.	人参属
pancreatītis, idis, f.	胰炎
pancrĕas, atis, m.	胰
Panthĕra, ae, f.	豹属
pantotrĭchus, a, um	全面有毛的
papaverīnum, i, n.	罂粟碱
papillōma, atis, n.	乳头瘤
Papāver, ĕris, n.	罂粟属
papīlla, ae, f.	乳头
par, paris	同等的
paracetamōlum, i, n.	扑热息痛
paraffīnum, i, n.	石蜡
Paris, idis, f.	重楼属
paro, āre	备制，配制
parotītis, adis, f.	腮腺炎
pars, partis, f.	部分
partiālis, e	部分的
partus, us, m.	分娩
parum, adv.	少，一些
parvus, a, um	小的
parātus, a, um	备制好的
parōtis, adis, f.	腮腺
pasta, ae, f.	糊剂
pectus, oris, n.	胸
pekinēnsis, e	北京的
penicillīnum, i, n.	青霉素
penicillĭum, i, n.	青霉菌属
penicīllum, i, n.	毛笔，毛刷
pentobarbitālum, i, n.	戊巴比妥
pentoxyverīnum, i, n.	维静宁
pepsīnum, i, n.	胃蛋白酶
per, praep.acc.	经过，由
percōlum, i, n.	渗滤筒
percŏlo, āre	过滤，渗滤
pericarpĭum, i, n.	果皮
Perillae Caulis	紫苏梗
Perillae Folium	紫苏叶
periostrăcum, i, n.	蜕壳，甲壳质
Periplocae Cortex	香加皮
Periplōca, ae, f.	杠柳属
peritonītis, idis, f.	腹膜炎
permangānas, atis, m.	高锰酸盐
pernĭo, ionis, f.	冻疮
peroxydum, i, n.	过氧化物
peroxydātus, a, um	过氧化的
perphenazīnum, i, n.	奋乃静
Persicae Semen	桃仁
persĭca, ae, f.	桃
pertūssis, is, f.	百日咳
perīlla, ae, f.	紫苏属
pes, pedis, m.	足，脚
pessarĭum, i, n.	阴道栓
pestis, is, f.	鼠疫
pethidīnum, i, n.	哌替啶
Peucedani Radix	前胡
Peucedanum decursivum	紫花前胡
Peucedănum, i, n.	前胡属
Pharbitidis Semen	牵牛子
Pharbitis, idis, f.	牵牛属
pharmaceutĭcus, a, um	药学的
pharmacognosĭa, ae, f.	生药学
pharmacographĭa, ae, f.	药物学
pharmacologĭa, ae, f.	药理学
pharmacopōea, ae, f.	药典
pharmacopoeus, i, m.	药师
pharmacĭa, ae, f.	药房，药店
pharmăcon, i, n.	药物
pharmăcum, i, n.	药物
pharynx, yngis, m.	咽
Phaseŏlus, i, m.	菜豆属
Phellodendri Cortex	黄柏
Phellodendron amurense	黄柏
phellodendron, i, n.	黄柏属
phenacetīnum, i, n.	非那西汀
Phenobarbitālum Natrĭcum pro Injectiōne	注射用苯巴比妥钠
Phenobarbitālum Natrĭcum	苯巴比妥钠
phenobarbitālum, i, n.	苯巴比妥
phenolphthaleīnum, i, n.	酚酞
phenolātus, a, um	含酚的

phenylbutazōnum, i, n.	保泰松	placēnta, ae, f.	胎盘
phenylephrīnum, i, n.	去羟肾上腺素	planta, ae, f.	植物
phenylpropiōnas, atis, m.	苯丙酸盐	Plantaginis Herba	车前草
phenyltoīnum, i, n.	二苯乙酰尿	plantāgo, ĭnis, f.	车前属
phenōlum, i, n.	苯酚，酚	plasma, atis, n.	血浆
Pheretīma, ae, n.	环毛蚓属	plastrum, i, n.	腹甲，平板
phiăla, ae, f.	瓶	Platycladi Semen	柏子仁
phosphas, ātis, m.	磷酸盐	*Platycladus orientalis*	侧柏
phosphis, ītis, m.	亚磷酸盐	Platyclădus, i, f.	侧柏属
phosphorātus, a, um	含磷的	Platycōdon, i, n.	桔梗属
phosphorĭcus, a, um	磷酸的	pleurītis, idis, f.	胸膜炎
phosphŏrus, i, m.	亚磷酸	pneumonĭa, ae, f.	肺炎
Phragmītes, is, m.f.	芦苇属	pnoe, es, f.	呼吸，吸气
phthĭsis, is, f.	结核病	Podophȳllum, i, n.	鬼臼属
Phyllānthus, i, m.	叶下珠属	Pogostemonis Herba	广藿香
physiologĭcus, a, um	生理学的	Pogostēmon, ōnis, n.	广藿香属
Physochlaina, ae, f.	泡囊草属	pollen, ĭnis, f.	花粉
physĭca, ae, f.	物理学	*Polygala tenuifolia*	远志
Phytolācca, ae, f.	商陆属	Polygalaceae	远志科
Picrorhīza, ae, f.	胡黄连属	Polygalae Radix	远志
Pilocarpīni Nitras	硝酸毛果芸香碱	polyglucōsum, i, n.	缩合葡萄糖
pilus, i, m.	毛，汗毛	Polygonaceae	蓼科
pilōsus, a, um	具疏柔毛的	Polygoni Cuspidati Rhizoma et Radix	虎杖
pilŭla, ae, f.	丸剂		
Pinaceae	松科	Polygoni Multiflori Caulis	首乌藤
Pinellia ternata	半夏	Polygoni Multiflori Radix	何首乌
Pinelliae Rhizoma	半夏	Polygoni Tinctorii Folium	蓼大青叶
Pinellĭa, ae, f.	半夏属	*Polygonum multiflorum*	何首乌
pinguis, e	肥的	Polygonātum, i, n.	黄精属
pint, indecl.n.	品脱	polygăla, ae, f.	远志属
Pinus massoniana	马尾松	Polygōnum, i, n.	蓼属
Pinus, i, f.	松属；松树	Polypodiaceae	水龙骨科
Piper kadsura	海风藤	*Polypodium nipponicum*	水龙骨
Piper, ĕris, n.	胡椒属	polypōrus, i, m.	猪苓
Piperaceae	胡椒科	pomum, i, n.	苹果
piperazīnum, i, m.	哌嗪	pomātum, i, n.	油膏
piperītus, a, um	胡椒味的	pomātus, a, um	苹果的
pirus, i, f.	梨树	ponderōsus, a, um	重的，重质的
piscis, is, m.	鱼	pondus, eris, n.	重量
pituitarium, i, n.	脑垂体	*Poria cocos*	茯苓
pix, picis, f.	焦油，沥青	Poria	茯苓
Platycodonis Radix	桔梗	post, praep.acc.	在……后
Platycodon grandiflorum	桔梗	posterĭor, ius	后部的

postĕrus, a, um	后边的	*Prunus armeniaca*	杏
Potentīlla, ae, f.	委陵菜属	*Prunus japonica*	郁李
potĭo, ionis, f.	饮料,水剂	*Prunus mume*	梅
prae, praep.abl.	前,因	*Prunus persica*	桃
praecipitatĭo, onis, f.	沉淀	Prunus, i, f.	樱桃属
praecipitālum, i, n.	沉淀物	prurīgo, inis, f.	痒,痒疹
praecipitātus, a, um	沉淀的	Pseudolārix, icis, f.	金钱松属
praeparatĭo, onis, f.	配制,预备	Pseudostellariae Radix	太子参
praeparātum, i, n.	制剂,成药	Pseudostellarĭa, ae, f.	太子参属
praeparātus, a, um	制备的	psora, ae, f.	牛皮癣
praepositĭo, ionis, f.	前置词	Psoraleae Fructus	补骨脂
praepăro, āre	配制	psoralĕa, ae, f.	补骨脂属
praescrībo, ere	嘱咐,开处方	psoristĭcus, a, um	牛皮癣的
praeventīvus, a, um	预防的	psychĭcus, a, um	精神的
praevenĭo, īre	防治,预防	Pteridaceae	凤尾蕨科
prandĭum, i, n.	午餐	*Pteris multifida*	凤尾蕨
Prednisōni Acētas	醋酸泼尼松	pubēscens, entis	有柔毛的
prenylamīnum, i, n.	普尼拉明	Puerariae Radix	葛根
primaquīnum, i, n.	伯喹	Puerarĭa, ae, f.	葛属
primidōnum, i, n.	扑疹酮	pulma, ae, f.	髓,木茎髓
primitīvus, a, um	最初的	pulmo, ōnis, m.	肺
Primulaceae	报春花科	pulmonarĭus, a, um	肺的
principālis, e	主要的	pulmēntum, i, n.	羹,汤
Prinsepĭa, ae, f.	扁核木属	puls, pultis, f.	粥
pro, praep.abl.	为了,作……用	*Pulsatilla chinensis*	白头翁
Procaīni Hydrochlorĭdum	盐酸普鲁卡因	Pulsatillae Radix	白头翁
procaīnum, i, n.	普鲁卡因	Pulsatīlla, ae, f.	白头翁属
profūndus, a, um	深的	pulsus, us, m.	脉搏
progesterōnum, i, n.	黄体酮	pultifōrmis, e	粥状的
prolāpsus, us, m.	脱垂,脱出	pulverātus, a, um	成粉的
promethazīnum, i, n.	异丙嗪	pulvis, ĕris, m.	散(粉)剂
pronōmen, inis, n.	代词	pure, adv.	纯地
propanthelīnum, i, n.	溴丙胺太林	purgatīvus, a, um	致泻的
prope, praep.acc.	近,靠近	purgo, āre	洗净,使泄清
Propranolōli Hydrochlorĭdum	盐酸普萘洛尔	purificātus, a, um	精制的
protamīnum, i, n.	鱼精蛋白	purpurāscens, ēntis	淡紫色的
proteninĭcus, a, um	含蛋白的	purpurĕus, a, um	紫色的
proteīnum, i, n.	蛋白质	purus, a, um	纯的
proteīnus, a, um	蛋白的	pus, puris, n.	脓
protēgens, entis	保护的	pyraloxīmum, i, n.	解磷定
Prunella vulgaris	夏枯草	pyramidōnum, i, n.	氨基比林
Prunella, ae, f.	夏枯草属	pyrantēlum, i, n.	噻嘧啶
Prunellae Spica	夏枯草	pyrimethamīnum, i, n.	乙胺嘧啶

Pyritum, i, n. 自然铜
pyrogallĭcus, a, um 焦性没食子酸的
Pyrolaceae 鹿蹄草科
pyrophosphorĭcsu, a, um 焦磷酸的
pyrosūlfis, ītis, m. 焦亚硫酸盐
Pyrrosia lingua 石韦
Pyrrosiae Folium 石韦
Pyrrosĭa, ae, f. 石韦属
pyrēthrum, i, n. 除虫菊
Pyrŏla, ae, f. 鹿蹄草属

Q

quadrans, antis 四分之一
quadrūplex, icis 四倍
quantum, adv. 若干,多少
quater, adv. 四次
quindŭplex, icis 五倍
quinidīnum, i, n. 奎尼丁
quinīnum, i, n. 奎宁
Quisquālis, is, f. 使君子属
quotidiānus, a, um 每日的
quotidĭe, adv. 每天
quotus, a, um 第几
quotĭes, adv. 每次

R

rabĭes, ēi, f. 狂犬病
rachītis, idis, f. 佝偻病
radicālis, e 根生的
radix, īcis, f. 根
radiālis, e 放射状的
radĭum, i, n. 镭
raffinātus, a, um 精炼的
ramus, i, m. 枝
ramŭlus, i, m. 小枝,嫩枝
Rana, ae, f. 蛙属
Ranunculaceae 毛茛科
Raphānus, i, m. 萝卜属
Raphani Semen 莱菔子
reactĭo, onis, f. 反应,反作用
recdūctus, a, um 还原的
recens, ēntis 新鲜的
receptūra, ae, f. 处方学
recipĭo, ĕre 取
recrystallisātus, a, um 再结晶的
rectificātus, a, um 精制的
rectum, i, n. 直肠
rectus, a, um 直的
recēnter, adv. 最新地
recēptum, i, n. 处方
recūrrens, ēntis 回归的
redestillātus, a, um 再蒸馏的
reflēxus, a, um 反射的
refrigerātus, a, um 冷却了的
regulāris, e 规则的
regĭo, ionis, f. 地区,部位
regŭla, ae, f. 规定,规则
Rehmannia glutinosa 地黄
Rehmanniae Radix 地黄
Rehmannĭa, ae, f. 地黄属
relĭquus, a, um 其余的
remedĭum, i, n. 药
ren, renis, m. 肾
renifōrmis, e 肾形的
renōvo, āre 重新,复新
repĕto, ĕre 反复
reserpīnum, i, n. 利舍平
residŭum, i, n. 渣,余物
resorcinōlum, i, n. 间苯二酚
resorcīnol, olis, n. 间苯二酚
resublimātus, a, um 再升华的
resīna, ae, f. 树脂
resōlvens, ēntis 溶解的,解决的
rete, is, n. 网
reticulātus, a, um 网状的
reălgar 雄黄
Rhamnaceae 鼠李科
Rhapontici Radix 漏芦
Rhaponticum uniflorum 祁州漏芦
Rhapontĭcum, i, n. 漏芦属
Rhei Radix et Rhizoma 大黄
Rheum palmatum 掌叶大黄
Rheum, i, n. 大黄属
rheumatĭcus, a, um 风湿的
rhinocĕros, i, m. 犀牛
rhinītis, idis, f. 鼻炎

rhizōma, ătis, n. 根茎
Rhododendri Mollis Flos 闹羊花
Rhododendron dahuricum 兴安杜鹃
Rhododēndron, i, n. 杜鹃属
Ricĭnus, i, m. 蓖麻属
rimifōnum, i, n. 雷米封
robŏrans, āntis 使强壮的
Rosa laevigata 金樱子
Rosa, ae, f. 蔷薇属
Rosaceae 蔷薇科
rosacĕus, a, um 如蔷薇花的
Rosae Laevigatae Fructus 金樱子
rosĕus, a, um 玫瑰色的
rotundīnum, i, n. 颅痛定
rotūndus, a, um 圆的
rubefāctus, a, um 成红色的
ruber, bra, brum 红色的
Rubi Fructus 覆盆子
Rubiaceae 茜草科
rubicūndus, a, um 红的,鲜红的
rubor, ōris, m. 红色
Rubus chingii 掌叶覆盆子
Rubus, i, m. 悬钩子属
rubēscens, ēntis 微红色的
Rubĭa, ae, f. 茜草属
ruga, ae, f. 皱纹
rugōsus, a, um 多皱的
russĭcus, a, um 俄国的
Rutaceae 芸香科

S

Saccharomȳces, ētis, m. 酵母菌属;酵母
sacchărum, i, n. 糖
saccus, i, n. 袋
sago, indecl. n. 西谷米
Saiga, ae, f. 高鼻羚羊属
Saigae Tataricae Cornu 羚羊角
salep, indecl. n. 白及
salicyals, ātis, m. 水杨酸盐
salicylĭcus, a, um 水杨酸的
salsus, a, um 盐腌的
Salvia miltiorrhiza 丹参
Salviae Miltiorrhizae Radix et Rhizoma 丹参
Salvĭa, ae, f. 鼠尾草属
salūber, bris, bre 健康的
sanguinĕus, a, um 血的
Sanguisorbae Radix 地榆
Sanguisōrba, ae, f. 地榆属
sanguisūga, ae, f. 水蛭,蚂蟥
sangŭis, īnis, m. 血
santonīnum, i, n. 山道年
Santălum, i, n. 檀香属
sanus, a, um 健康的
sanĭtas, atis, f. 健康
Sapindaceae 无患子科
sapo, inis, m. 皂,肥皂
saponīnum, i, n. 皂素,皂角苷
Saposhnikovia divaricata 防风
Saposhnikoviae Radix 防风
Saposhnikovĭa, ae, f. 防风属
Sappan Lignum 苏木
sapĭdus, a, um 有味的
Sarcandra glabra 草珊瑚
Sargentodoxae Caulis 大血藤
Sargāssum 海藻
satis, adv. 足够的
saturātus, a, um 饱和的
satus, a, um 种下的
satīvus, a, um 栽培的
Saururaceae 三白草科
Saurūrus, i, m. 三白草属
Saxifragaceae 虎耳草科
scabĭes, ēi, f. 疥疮
scarlatīa, ae, f. 猩红热
scatŭla, ae, f. 盒,匣
scelĕton, i, n. 骨骼
Schisandra chinensis 五味子
Schisandrae Chinensis Fructus 五味子
schistosomiāsis, is, f. 血吸虫病
Schisāndra, ae, f. 五味子属
Schizonepetae Herba 荆芥
Schizonepĕta, ae, f. 荆芥属
scientifĭcus, a, um 科学的
scientĭa, ae, f. 科学
Scolopendra 蜈蚣

scopolamīnum	东莨菪碱
Scopolĭa, ae, f.	莨菪属
Scorpio	全蝎
Scrophularia ningpoensis	玄参
Scrophulariaceae	玄参科
Scrophulariae Radix	玄参
Scutellaria baicalensis	黄芩
Scutellariae Radix	黄芩
Scutellarĭa, ae, f.	黄芩属
scāber, bra, brum	粗糙的
secobarbitālum, i, n.	速可巴比妥
Secāle, is, n.	黑麦属;麦角
secūndum, praep. acc.	按照
sedans, āntis	镇静的
sedimōntum, i, n.	沉淀
Sedum aizoon	景天三七
Sedum, i, n.	景天属
Selaginella tamariscina	卷柏
Selaginellaceae	卷柏科
Selenarctos thibetanus	黑熊
semel, adv.	一次
semen, ĭnis, n.	种子
semihōra, ae. f.	半小时
sempervīvus, a, um	长青的
senna, ae, f.	番泻叶
Sennae Folium	番泻叶
separātus, a, um	分开的
Sepiae Endoconcha	海螵蛸
septĭes, adv.	七次
sepăro, āre	分开,隔离
sepōno, ĕre	搁置
seroalbumīnum, i, n.	血白蛋白
serpens, entis, m. f.	蛇
serum, i, n.	血清
servo, āre	保存
serĭcus, a, um	丝质的
Sesămum, i, n.	胡麻属
setōsus, a, um	有粗毛的
seu, conj.	即,就是,或
sevum, i, n.	树汁,脂肪
sexĭes, adv.	六次
si, conj.	若,倘,假使
sibirĭcus, a, um	西伯利亚的
sicco, āre	使干
siccus, a, um	干的
sicut, conj.	如同
Siegesbeckĭa, ae, f.	豨莶草属
Siegesbeckiae Herba	豨莶草
signatūra, ae, f.	标志,用法
signo, āre	标记
signum, i, n.	记号,符号
silicĕus, a, um	矽质的
silicĭcus, a, um	矽酸的
silva, ae, f.	树林
silvatĭcus, a, um	林生的
silvēster, tris, tre	野生的
simplex, ĭcis	简单的,单纯的
simul, adv.	一起,一同
simĭlis, e	相似的
sine, praep. abl.	不含,无
singulāris, e	单的
singŭlus, a, um	单独的
sinkiangēnsis, e	新疆的
Sinomenĭum	防己属
Sināpis, is, f.	芥属
sinēnsis, e	中国的
sinīster, tra, trum	左的,逆的
sinĭcus, a, um	中国的
siser, eris, n.	甜菜
sitis, is, f.	渴
situs, a, um	处于,在
sive, conj.	或者
Smilax, ācis, f.	菝葜属
soda, ae, f.	苏打
sol, solis, m.	日,太阳
Solanaceae	茄科
solitarĭus, a, um	单生的
solubitĭtas, atis, f.	可溶性
solubĭlis, e	可溶解的
solutĭo, ōnis, f.	溶液剂
solvens, entis, n.	溶酶,化痰药
solvens, entis	溶化的
Solvo, ĕre	溶解
solvēlla, ae, f.	能溶片
solĭdus, a, um	固体的
solūtus, a, um	溶化了的

somedōnum 索密痛
somnĭfer, era, erum 使睡
Sophorae Flavescentis Radix 苦参
Sophorae Flos 槐花
Sophorae Tonkinensis Radix et Rhizoma 山豆根
Sophŏra, ae, f. 槐属
Spargantum, i, n. 黑三棱属
sparsus, a, um 散生的
spasmus, i, m. 痉挛
Spatholobi Caulis 鸡血藤
Spatholobus, i, m. 密花豆属
spatŭla, ae, f. 药刀
specīmen, inis, n. 样品，标本
specĭes, ēi, f. 茶剂；种
sperma, atis, n. 精液，种子
sphenantherus, a, um 楔形花药的
spironolactōnum, i, n. 螺内酯
spirālis, e 螺旋的
spirĭtus vini 酒精
spirĭtus, us, m. 酊剂
spissus, a, um 厚的，浓的
splen, enis, m. 脾脏
spongiōsus, a, um 像海绵的
spongĭa, ae, f. 海绵
spontanĕus, a, um 自动的
spora, ae, f. 孢子
spuma, ae, f. 泡沫
spurĭus, a, um 伪的，假的
sputum, i, n. 痰
squamōsus, a, um 多鳞的
squāma, ae, f. 鳞，甲
stabĭlis, e 稳固的
Stachyūrus, i, m. 旌节花属
stamen, ĭnis, n. 雄蕊
statactĭtum, i, n. 钟乳石
statim, adv. 立即
status, us, m. 状况
steleophăga, ae, f. 地鳖(冀地鳖)
stellātus, a, um 星形的
Stemonae Radix 百部
Stemōna, ae, f. 百部属
Stephania tetrandra 粉防己
Stephaniae Tetrandrae Radix 防己
Stercultĭa, ae, f. 苹婆属
steriliātus, a, um 灭菌的
sterilĭso, āre 消毒
sternutamēntum, i, n. 嗅入剂，鼻粉剂
stibĭum, i, n. 锑
stigma, ātis, n. 柱头
stilla, ae, f. 滴，滴剂
stillātim, adv. 一滴一滴地
stimŭlans, antis 使兴奋的
stimŭlo, āre 使兴奋，刺激
stoma, atis, n. 口
stomachĭcum, i, n. 健胃剂
stomachĭcus, a, um 健胃的
stomatĭcus, a, um 口的
stomăchus, i, n. 胃
streptococcĭcus, a, um 链球菌的
Streptomycīni Sulfas 硫酸链霉素
streptomycīnum, i, n. 链霉素
strictus, a, um 紧的，狭的
Strobilanthes cusia 马蓝
Strychni Semen 马钱子
Strychnos, i, f. 马钱属；马钱子
styptĭcus, a, um 止血的
Styrax, ăcis, m. 安息香属
stērilis, e 无菌的
sub, praep.acc.abl. 在……下
subacetĭcus, a, um 次醋酸的
subcarbŏnas, ātis, m. 次碳酸盐
subcutanĕs, a, um 皮下的
sublimātus, a, um 升华的
subnitrīcus, a, um 次硝酸的
subspecĭes, ēi, f. 亚种
subter, praep.acc. 下面，向下
subtilĭtas, atis, f. 细度，纯度
subtĭlis, e 精细的
succinylcholīnum, i, n. 琥珀胆碱
succulēntus, a, um 多汁的
succus, i, m. 汁液
succīnas, atis, n. 琥珀酸盐
succīnum, i, n. 琥珀
sucrōsum, i, n. 糖，蔗糖
sudor, oris, m. 汗

sudorifĭcus, a, um 发汗的
sufficĭens, ēntis 足够的
sulfacetamĭdum, i, n. 醋酰磺胺
Sulfadiazīnum Natrĭcum 磺胺嘧啶钠
sulfadiazīnum, i, n. 磺胺嘧啶
sulfadimidīnum, i, n. 磺胺二甲嘧啶
sulfadimoxīnum, i, n. 磺胺二甲氧嘧啶
sulfafurazōlum, i, n. 磺胺二甲异噁唑
sulfamethoxazōlum, i, n. 磺胺甲噁唑
sulfanilamĭdum, i, n. 磺胺
sulfas, ātis, m. 硫酸盐
sulfathiazōlum, i, n. 磺胺噻唑
sulfis, ītis, m. 亚硫酸盐
sulfunātus, a, um 硫化的,磺化的
sulfur, uris, n. 硫
sulfurātus, a, um 硫化的,含硫的
sulfurĭcus, a, um 硫酸的
sulfurōsus, a, um 亚硫酸的
sulfĭdum, i, n. 硫化物
sum, esse 是,有,存在
sumo, ĕre 服用
superscriptĭo, onis, f. 上记
suppositorĭum, i, n. 栓剂
supĕrus, a, um 上边的
sus, suis, m.f. 猪
suspensĭo, ōnis, f. 混悬剂
suāvis, e 悦人的
suīllus, a, um 猪的
synergĭcus, a, um 调味的
syngnăthus, i, m. 海龙
synthetiŏus, a, um 合成的
syphilitĭus, a, um 梅毒
syrŭpus, i, m. 糖浆
systematĭcus, a, um 系统性的
systēma, atis, n. 系统

T

tabācum, i, n. 烟草
tabēlla, ae, f. 片剂
taenifūgus, a, um 驱绦虫的
taenĭa, ae, f. 绦虫
talcum, i, n. 滑石
talis, e 如此的,这样的
Tamaricaceae 柽柳科
Tamarix chinensis 柽柳
tangutĭcus, a, um 唐古特的
tannĭcus, a, um 鞣酸的
tartarĭcus, a, um 鞑靼族的
tartarĭcus, a, um 酒石酸的
tartras, atis, m. 酒石酸盐
Taraxăcum, i, n. 蒲公英属
Taxillus, i, m. 钝果寄生属
technĭcus, a, um 技术的
tego, ere 盖,掩
tela, ae, f. 纱布剂,绷带
tener, ra, rum 嫩柔的
tenuifolĭus, a, um 细叶的
tenŭis, e 细的,薄的
tepĭdus, a, um 温的
ter quaterve 三次或四次
ter, adv. 三次
terebinthīna, ae, f. 松节油
terminālis, e 顶生的
tero, ere 捣,研末
terpīnum, i, n. 萜二醇
terramycīnum, i, n. 土霉素
testicŭlus, i, m. 睾丸
testosterōnum, i, n. 睾酮
Testudinis Carapax et Plastrum 龟甲
Testūdo, ĭnis, f. 陆龟属
tetanĭcus, a, um 破伤风的
tetracaīnum, i, n. 丁卡因
Tetracyclīni Hydrochlorĭdum 盐酸四环素
tetracyclīnum, i, n. 四环素
Tetrapanacis Medulla 通草
Tetrapānax, ăcis, m. 通脱木属
thallus, i, m. 叶状体
thea, ae, f. 茶树
theophyllīnum, i, n. 茶碱
therapeutĭcus, a, um 治疗的
therapĭa, ae, f. 治疗
therma, ae, f. 温泉
thermomĕtrum, i, n. 温度计
thermālis, e 温泉的
theum, i, n. 茶
thiamazōlum, i, n. 甲巯咪唑

thiopentalum, i, n.	硫喷妥
thiosūlfas, atis, m.	硫代硫酸盐
thorax, acis, m.	胸
Thymelaceae	瑞香科
thyroiděnum, i, n.	甲状腺
thyroiděus, a, um	甲状腺的
thyroxīnum, i, n.	甲状腺素
tigris, is, m.	虎
tinctorĭus, a, um	染色用的
tinctus, a, um	染上色的
tinctus, us, m.	染料
tinctūra, ae, f.	酊剂
tingo, ere	染色
Tinospŏra, ae, f.	青牛胆属
tonkinēnsis, e	东京的
tonsīlla, ae, f.	扁桃体
tonĭcus, a, um	强身的
Torreўa, ae, f.	榧树属
totus, a, um	全的，整体的
toxophōrus, a, um	含毒性的
Toxoĭdum Diphtherĭcum Purificātum Adsorbātum	吸附精制白喉类毒素
Toxoĭdum Tetanĭcum Purificātum Adsorbātum	吸附精制破伤风类毒素
toxoĭdum, i, n.	类毒素
toxīnum, i, n.	毒素
toxĭcum, i, n.	毒
toxĭcus, a, um	含毒的
toxĭtas, atis, f.	毒性
Trachelospermi Caulis	络石藤
Trachelospērmum, i, n.	络石属
tracheītis, idis, f.	气管炎
Trachycārpus, i, m.	棕榈属
trachěa, ae, f.	气管
trachōma, atis, f.	沙眼
transfusĭo, onis, f.	输血
transpĭro, āre	出汗
traumatĭcus, a, um	外伤的
tremēlla, ae, f.	银耳
triangulāris, e	三角形的
Tribulus, i, m.	蒺藜属
Trichosanthes kirilowii	瓜蒌
Trichosanthis Fructus	瓜蒌
Trichosanthis Radix	天花粉
tricŏlor, oris	三色的
triflŏrus, a, um	三花的
trifoliātus, a, um	三叶的
trifolĭum, i, n.	三叶
Trigonēlla, ae, f.	胡芦巴属
trimethoprīmum, i, n.	甲氧苄氨嘧啶
triplex, icis	三倍的
trituratĭo, onis, f.	研磨
tritĭcum, i, n.	小麦
trochīscus, i, m.	锭剂
tropĭcus, a, um	热带的
Tsaoko Fructus	草果
tuber, eris, n.	结节，块茎
tuberculīnum, i, n.	结核菌素
tuberculōsis, is, f.	结核病
tubercŭlum, i, n.	结节
tubus, i, m.	管子
tubŭlus, i, m.	小管
tunĭca, ae, f.	汗衫，丸药衣
tunĭco, āre	包衣
turĭo, onis, f.	幼芽
tus, turis, n.	乳香
tussis, is, f.	咳嗽
tyndalisatĭo, onis, f.	间歇灭菌法
Typha, ae, f.	香蒲属
Typhae Pollen	蒲黄
typhus, i, m.	伤寒，热病
typhōsus, a, um	伤寒的

U

ulcus, eris, n.	溃疡
Umbelliferae	伞形科
umbelliférus, a, um	有伞形花的
umbellifōrmis, e	如伞形花序的
umbellātus, a, um	伞形花序式的
umbēlla, ae, f.	伞形花序，伞
Uncaria rhynchophylla	钩藤
Uncariae Ramulus cum Uncis	钩藤
Uncarĭa, ae, f.	钩藤属
uncus, i, m.	钩
undecylenĭcus, a, um	十一烯酸的
undecylēnas, atis, m.	十一烯酸盐

unguēntum, i, n. 软膏
unicus, a, um 独一，唯一的
unitas, atis, f. 单位
universālis, e 统一的
univērsus, a, um 全的，普遍的
unus, a, um, num. 一
unĭo, ōnis, m. 珍珠
urethrālis, e 尿道的
urethītis, idis, f. 尿道炎
urgens, entis 紧急的
urinarĭus, a, um 尿的
urotropīnum, i, n. 乌洛托品
ursa, ae, f. 雌熊
Ursus arctos 棕熊
ursīnus, a, um 熊的
urticarĭā, ae, f. 荨麻疹
urēther, eris, m. 尿道，输尿管
urēthra, ae, f. 输尿管
urīna, ae, f. 尿
ustus, a, um 煅制的
usus, us, m. 用途
ut, conj. 为，以便
utilĭtas, atis, f. 益处，用处
utĕrus, i, m. 子宫
utĭlis, e 有用的

V

vaccinatĭo, onis, f. 接种法
vaccīna, ae, f. 牛痘，疫苗
Vaccīnum Calmette-Guerini Cryodesiccātum 冻干卡介苗
Vaccīnum Cholērae Adsorbātum 吸附霍乱菌苗
Vaccīnum Leptospīrae 钩端螺旋体菌苗
Vaccīnum Morbillōrum Vivum Cryodesiccātum 冻干麻疹活疫苗
Vaccīnum Pertūssis et Toxoĭdum Diphthero- Tetanĭcum Adsorbātum 吸附百日咳嗽菌苗、白喉、破伤风类毒素混合制剂
Vaccīnum Rabiēi Cryodesiccātum 冻干狂犬病疫苗
Vaccīnum Rabiēi 狂犬病疫苗
Vaccīnum Typho-paratyphosum 伤寒、副伤寒甲乙菌苗
vaccīnum, i, n. 菌苗，疫苗
vacŭum, i, n. 真空
vacŭus, a, um 空的
vaginālis, e 阴道的
vagīna, ae, f. 阴道，鞘
Valerianaceae 败酱科
Valeriāna, ae, f. 缬草属
valvŭla, ae, f. 瓣
vapor, oris, m. 蒸汽
vapōro, āre 蒸汽化
varicēlla, ae, f. 水痘
varifolĭus, a, um 生不同叶的
variātus, a, um 变化了的
variŏla, ae, f. 天花
varĭus, a, um 各种各样的
vas, vasis, n. 器皿，血管
vaselīnum, i, n. 凡士林
-ve, conj. （后置词）或者
vegetabĭlis, e 植物的
vehicŭlum, i, n. 赋形剂，溶媒
vel.conj. 或者
vena, ae, f. 静脉
venenōsus, a, um 有毒的
venēnum, i, n. 毒，毒药
venētus, a, um 蓝色的
venōsus, a, um 属静脉的
Verbena officinalis 马鞭草
Verbenaceae 马鞭草科
Verbēna, ae, f. 马鞭草属
vermifūgus, a, um 驱虫的
vermis, is, m. 虫，蠕虫
vernix, icis, f. 漆
vernālis, e 春季的
verticillātus, a, um 轮生的
verto, ĕre 翻转
verus, a, um 真的
Verătrum, i, n. 藜芦属
vesicatorĭus, a, um 发泡用的
vesĭca, ae, f. 泡，膀胱
vesĭcans, antis 发泡的
veterinarĭus, a, um 兽医的
vetus, eris 旧的，陈的
vidĕo, ēre 看见

Vigna, ae, f.	豇豆属
vinblastīnum, i, n.	长春碱
vinum, i, n.	酒
Viola yedoensis	紫花地丁
Violaceae	堇菜科
violacĕus, a, um	紫的
Violae Herba	紫花地丁
viridēscens, ēntis	微绿色的
viridŭlus, a, um	淡绿色的
virus, i, n.	脓毒
virĭdis, e	绿色的
viscus, eris, n.	内脏
viscĕra, um, n.	内脏
Vitaceae	葡萄科
vitaminum, i, n.	维生素
vitellīnus, a, um	卵黄色的
Vitex trifolia	蔓荆
vitrum, i, n.	玻璃,玻璃杯
vitrĕus, a, um	玻璃质的
vitēllus, i, m.	蛋黄,卵黄
vivum, i, n.	活体
vivus, a, um	活的
vix, vicis, f.	次
Viŏla, ae, f.	堇菜属
Vladimiriae Radix	川木香
vocabŭlum, i, n.	单词,生词
voco, āre	呼喊
volatĭlis, e	挥发的
volsēlla, ae, f.	镊子
volubĭlis, e	缠绕的
volūmen, inis, n.	书卷,册
vomitīvus, a, um	使呕的
vomo, ere	呕吐
vomĭcus, a, um	作呕的
vomĭtus, us, m.	呕吐
vulgāris, e	普通的

W

Warfarīnum, i, n.	华法林
watta, ae, f.	棉絮,棉
Wikstroemĭa, ae, f.	荛花属
Woodwardĭa, ae, f.	狗脊蕨属

X

Xanthii Fructus	苍耳子
Xanthĭum, i, n.	苍耳属
xerodērma, atis, n.	干皮病
xerōsis, is, f.	干燥病
xiphoidĕus, a, um	剑形的

Y

yatrēnum, i, n.	喹碘方
ytterbĭum, i, n.	镱
yunnanēnsis, e	云南的

Z

Zanthoxylum, i, n.	花椒属
Zaocys dhumnades	乌梢蛇
Zaŏcys	乌梢蛇
zea, ae, f.	玉蜀黍
zhejiangēnsis, e	浙江的
Zinci Oxydum	氧化锌
Zinci Undecylēnas	十一烯酸锌
Zincum, i, n.	锌
Zingiber officinale	姜
Zingiberaceae	姜科
Zingĭber, ĕris, n.	姜属;姜
Ziziphus jujuba	枣
Zizĭphus, i, f.	枣属
zona, ae, f.	带
zoologĭa, ae, f.	动物学
zygomatĭcus, a, um	颧骨的
zygōma, atis, n.	颧骨
zyma, atis, n.	酵母
zymōsis, is, f.	发酵

课后部分练习参考答案

第一部分　语　　音

第一节　字母与发音

2. 在下列单词中双元音和双辅音字母的下方划线

（1）auris　内耳

（2）morphinum　吗啡

（3）Xanthium　苍耳属

（4）chlorpromazinum　氯丙嗪

（5）pharmacopoea　药典

（6）Ephedra　麻黄属

（7）rhizoma　根茎

（8）oesophagus　食管

第三节　音节和重音

1.写出下列单词的音节

（1）pe-ni-cil-li-num　青霉素

（2）strep-to-my-ci-num　链霉素

（3）ter-ra-my-ci-num　土霉素

（4）te-tra-cy-cli-num　四环素

（5）chlo-ram-phe-ni-co-lum　氯霉素

（6）do-xy-cy-cli-num　多西环素

（7）ce-di-la-ni-dum　毛花苷C

（8）stro-phan-thi-num　毒毛花苷

（9）ber-ber-ri-num　黄连素

（10）ex-trac-tum　浸膏

（11）tinc-tu-ra　酊剂

（12）sy-ru-pus　糖浆剂

（13）li-quor　溶液

（14）gram-ma　克

（15）o-le-um　油

（16）man-ni-to-lum　甘露醇

（17）ae-ther　乙醚

（18）au-ran-ti-um　橙

2. 标出下列单词的重音

（1）cratáegus　山楂属

（2）campanupóea　金钱豹属

（3）belladónna　颠茄

（4）gentiána　龙胆属

（5）rhizóma　根茎

（6）refléxus　反射

（7）destillátus　蒸馏的

（8）acetónum　丙酮

（9）líbrium　利眠宁

（10）emúlsio　乳剂

（11）gastródia　天麻

（12）cátechu　儿茶

（13）réliquus　其余的

（14）injéctio　注射剂

（15）Fritillária　贝母属

（16）rósa　玫瑰

（17）méntha　薄荷

（18）mástiche　乳香

3.确定下列移行是否正确,对的打"√",错的打"×",并将错的纠正过来

√(1) auricu- latum	×(6) alkelen-gi	×(11) tabulae-formis	×(16) sessilli-flora
√(2) chinen- sis	√(7) decur- sium	√(12) tangu- tica	√(17) hetero- phyla
√(3) offici- nale	√(8) palma- tum	√(13) miltior- rhiza	√(18) Sangui- sorba
×(4) Achyran-thus	×(9) subpro-strata	×(14) rhyncho-phylla	×(19) Damna-canthus
×(5) Androgra-phis	×(10) Cratae-gus	√(15) Magno-lia	√(20) suffru- ticosa

第四节　语音总复习

语音部分总复习题

1.分别写出元音、双元音、辅音、双辅音,边写边读其发音

元音:a,e,i,o,u,y

双元音:ae,oe,au,eu

辅音:b,p,d,t,c,g,f,k,h,j,l,m,n,q,r,s,v,w,x,z

双辅音:rh,th,ch,ph

5.根据已标出的长、短音符号,给下列单词标出重音并朗读

(1) albúmen　(2) albúmĭnis　(3) álcŏhol

(4) alcohólis　(5) líquor　(6) liquóris

(7) rhizóma　(8) rhizómătis　(9) rádix

(10) radícis　(11) enéma　(12) enémătis

(13) hómo　(14) hómĭnis　(15) jécur

(16) jécŏris

6.划出下列单词的音节并标出重音

(1) la-gáe-na　(2) am-púl-la　(3) ar-té-ri-a

(4) a-lu-mí-ni-um　(5) de-stil-lá-tus　(6) cí-tri-cus

(7) ex-tér-nus　(8) ap-pén-dix　(9) si-ní-ster

(10) stó-ma-chus　(11) ven-trí-cu-lus　(12) prae-ma-tú-rus

(13) di-a-phrág-ma　(14) me-di-ca-mén-tum　(15) mé-di-cus

(16) frac-tú-ra

第二部分　语　　法

第二节　动　　词

1.将下列拉丁语译成汉语

(1) (让他)把葡萄糖溶解在水中。　(2) 配制颠茄酊。

(3) 混合,以便制成丸剂。

(4) 混合,以便制成合剂。

(5) 取 1ml 薄荷水。

(6) (请你)溶解葡萄糖。

(7) 迅速给予!

(8) 饭后服用。

(9) 分成均等的 10 份。

(10) 加水至 100ml。

2.将下列词组和句子译成拉丁语

(1) Da Glucosum.

(2) Adde Aquam.

(3) Solve Glucosum.

(4) Serva Tincturam Belladonnae.

(5) Divide in partes aequales, ut fiant Tabellae Belladonnae.

第三节 名 词

第一变格法名词

1. 写出下列单词的属格形式,并找出词干

(1) aquae,词干:aqu-

(2) herbae,词干:herb-

(3) tincturae,词干:tinctur-

(4) pharmacologiae,词干:pharmacologi-

(5) pilulae,词干:pilul-

(6) gemmae,词干:gemm-

(7) camphorae,词干:camphor-

(8) misturae,词干:mistur-

(9) citri,词干:citr-

(10) genus,词干:gen-

(11) tussis,词干:tuss-

(12) ricini,词干:ricin-

(13) pulsus,词干:puls-

(14) diei,词干:di-

(15) nitratis,词干:nitrat-

(16) floris,词干:flor-

(17) folii,词干:foli-

(18) emplastri,词干:emplastr-

(19) partis,词干:part-

(20) agrimoniae,词干:agrimoni-

2.把下列名词变成单、复数各格形式

(1) capsula,ae,f. 胶囊 词干:capsul-

格 \ 数	sing.	plur.
nom.	capsula	capsul-ae
gen.	capsul-ae	capsul-arum
acc.	capsul-am	capsul-as
abl.	capsul-a	capsul-is

(2) tabella,ae,f.片剂 词干:tabell-

格 \ 数	sing.	plur.
nom.	tabella	tabell-ae
gen.	tabell-ae	tabell-arum
acc.	tabell-am	tabell-as
abl.	tabell-a	tabell-is

3.将下列拉丁语译成汉语

(1) 麻黄片

(2) 薄荷水

(3) 龙牙草芽

(4) 甘草合剂

(5) 取五味子丸。

(6) 取颠茄合剂。

4.根据下列名词的属格形式,注明其变格法

(1) acidi,第二变格法名词。

(2) floris,第三变格法名词。

(3) herbae,第一变格法名词。

(4) speciei,第五变格法名词。

(5) cornus,第四变格法名词。

(6) polygoni,第二变格法名词。

(7) secalis,第三变格法名词。

(8) usus,第四变格法名词。

5.将下列汉语译成拉丁语

(1) Tabellae Glycyrrhizae
(2) Tinctura Belladonnae
(3) Syrupus Schisandrae
(4) Tinctura Gentianae
(5) Capsulae Placentae
(6) Extractum Glycyrrhizae
(7) Recipe Pilulas Camphorae.
(8) Recipe Tabellas Gastrodiae.
(9) Da Cito!
(10) Solve Glucosum.
(11) Recipe 1 millilitrum Tincturae Polygalae.
(12) Recipe 10 millilitra Tincturae Zingiberis.
(13) Adde Aquam ad 100 millilitra.
(14) Misce, ut fiat Unguentum.
(15) Misce, ut fiant Tabellae.

第二变格法名词

1.将下列单词变成单、复数各格形式

(1) cibus, i, m 餐,饭 词干:cib-

格\数	sing.	plur.
nom.	cibus	cib-i
gen.	cib-i	cib-orum
acc.	cib-um	cib-os
abl.	cib-o	cib-is

(2) cancer, cri, m. 癌 词干:cancr-

格\数	sing.	plur.
nom.	cancer	cancr-i
gen.	cancr-i	cancr-orum
acc.	cancr-um	cancr-os
abl.	cancr-o	cancr-is

(3) millilitrum, i, n. 毫升 词干:millilitr-

格\数	sing.	plur.
nom.	millilitrum	millilitr-a
gen.	millilitr-i	millilitr-orum
acc.	millilitr-um	millilitr-a
abl.	millilitr-o	millilitr-is

2.将下列拉丁语译成汉语

(1) 碘酊
(2) 土霉素片
(3) 甘草糖浆
(4) 加薄荷油
(5) 利舍平胶囊
(6) 混合,给予,标记。
(7) 四环素眼膏
(8) 颠茄软膏
(9) 大黄浸膏
(10) 在水中溶解葡萄糖。

3.将下列汉语译成拉丁语

(1) Extractum Glycyrrhizae
(2) Syrupus Schisandrae
(3) Tinctura Camphorae
(4) Oleum Menthae
(5) Recipe 10 millilitra Olei Menthae.

(6) Adde Aquam ad 100 millilitra.

(7) Tinctura Aurantii

(8) Injectio Morphini et Atropini

(9) Misce, ut fiat Syrypus.

(10) Recipe 100 millilitra Extracti Glycyrrhizae.

第三变格法名词

1. 把下列单词变成单、复数各格形式

(1) flos, floris, m.花　词干:flor-

格＼数	sing.	plur.
nom.	flos	flor-es
gen.	flor-is	flor-um
acc.	flor-em	flor-es
abl.	flor-e	flor-ibus

(2) dens, dentis, m.牙齿　词干:dent-

格＼数	sing.	plur.
nom.	dens	dent-es
gen.	dent-is	dent-ium
acc.	dent-em	dent-es
abl.	dent-e	dent-ibus

(3) piscis, is, m.鱼　词干:pisc-

格＼数	sing.	plur.
nom.	piscis	pisc-es
gen.	pisc-is	pisc-ium
acc.	pisc-em	pisc-es
abl.	pisc-e	pisc-ibus

(4) auris, is, f.耳　词干:aur-

格＼数	sing.	plur.
nom.	auris	aur-es
gen.	aur-is	aur-ium
acc.	aur-em	aur-es
abl.	aur-e	aur-ibus

2. 将下列药名或句子译成汉语

(1) 姜流浸膏　(2) 车前子

(3) 婴儿散　(4) 注射用水

(5) 紫苏梗　(6) 洋地黄叶

(7) 配制注射用葡萄糖溶液。　(8) 取 5g 大黄粉。

3. 将下列药名或句子译成拉丁语

(1) Emulsio Olei Jecoris Piscis

(2) Isatidis Folium

(3) Syrupus pro Infantibus

(4) Injectio Daturae Floris

(5) Tinctura Zingiberis

(6) Tabellae Digitalis

(7) Pharbitidis Semen

(8) Recipe Tabellas Andrographitis.

(9) Recipe 10 grammata Perillae Caulis.

(10) Recipe 2 millilitra Injectionis Morphini et Atropini.

第四变格法名词、第五变格法名词、不变格名词

1. 把下列单词变成单、复数各格形式

(1) fructus, us, m. 果实　词干: fruct-

格＼数	sing.	plur.
nom.	fructus	fruct-us
gen.	fruct-us	fruct-uum
acc.	fruct-um	fruct-us
abl.	fruct-u	fruct-ibus

(2) dies, ei, m.f. 日, 天　词干: di-

格＼数	sing.	plur.
nom.	dies	di-es
gen.	di-ei	di-erum
acc.	di-em	di-es
abl.	di-e	di-ebus

2. 将下列药名或句子译成汉语

(1) 樟脑酯

(2) 白果

(3) 三七

(4) 阿拉伯胶

(5) 取 100g 疥疮软膏。

(6) 取 100g 枳壳。

3. 将下列药名或句子译成拉丁语

(1) Cervi Cornu

(2) Spiritus Aurantii

(3) post meridiem

(4) Oleum Cacao

(5) Mume Fructus

(6) Recipe 10 grammata Unguenti Scabiei.

第四节　形　容　词

第一类形容词

1. 将下列单词变成单复数各格形式

(1) albus, a, um　白色的　词干: alb-

格＼数	sing.			plur.		
	m.	f.	n.	m.	f.	n.
nom.	albus	alb-a	alb-um	alb-i	alb-ae	alb-a
gen.	alb-i	alb-ae	alb-i	alb-orum	alb-arum	alb-orum
acc.	alb-um	alb-am	alb-um	alb-os	alb-as	alb-a
abl.	alb-o	alb-a	alb-o	alb-is	alb-is	alb-is

(2) niger, gra, grum　黑色的　词干: nigr-

格＼数	sing.			plur.		
	m.	f.	n.	m.	f.	n.
nom.	niger	nigr-a	nigr-um	nigr-i	nigr-ae	nigr-a
gen.	nigr-i	nigr-ae	nigr-i	nigr-orum	nigr-arum	nigr-orum
acc.	nigr-um	nigr-am	nigr-um	nigr-os	nigr-as	nigr-a
abl.	nigr-o	nigr-a	nigr-o	nigr-is	nigr-is	nigr-is

(3) asper,era,erum 带刺的 词干:asper-

格＼数	sing.			plur.		
	m.	f.	n.	m.	f.	n.
nom.	asper	asper-a	asper-um	asper-i	asper-ae	asper-a
gen.	asper-i	asper-ae	asper-i	asper-orum	asper-arum	asper-orum
acc.	asper-um	asper-am	asper-um	asper-os	asper-as	asper-a
abl.	asper-o	asper-a	asper-o	asper-is	asper-is	asper-is

2. 将下列拉丁语译成汉语

(1) 蒸馏水
(2) 红色胶囊
(3) 复方颠茄酊
(4) 远志流浸膏
(5) 取10ml大黄流浸膏。
(6) 取10ml复方樟脑酊。
(7) 加蒸馏水至100ml。
(8) 在蒸馏水中溶解葡萄糖,以便制成葡萄糖溶液。

3. 将下列汉语译成拉丁语

(1) Tabellae Albae
(2) Mistura Flava
(3) Pilulae Rubrae
(4) Aqua Menthae Aromatica
(5) Extractum Fuscum
(6) Extractum Glycyrrhizae Liquidum
(7) Tinctura Belladonnae Composita
(8) Extractum Polygalae Compositum Liquidum
(9) Recipe 10 millilitra Extracti Glycyrrhizae Compositi Liquidi.
(10) Recipe 2 millilitra Injectionis Ginseng Compositae.

第二类形容词

1. 将下列单词变成单复数各格形式

(1) celer,eris,ere 迅速的 词干:celer-

格＼数	sing.			plur.		
	m.	f.	n.	m.	f.	n.
nom.	celer	celer-is	celer-e	celer-es	celer-es	celer-ia
gen.	celer-is	celer-is	celer-is	celer-ium	celer-ium	celer-ium
acc.	celer-em	celer-em	celer-e	celer-es	celer-es	celer-ia
abl.	celer-i	celer-i	celer-i	celer-ibus	celer-ibus	celer-ibus

(2) dulcis,e 甜的 词干:dulc-

格＼数	sing.			plur.		
	m.	f.	n.	m.	f.	n.
nom.	dulcis	dulcis	dulc-e	dulc-es	dulc-es	dulc-ia
gen.	dulc-is	dulc-is	dulc-is	dulc-ium	dulc-ium	dulc-ium
acc.	dulc-em	dulc-em	dulc-e	dulc-es	dulc-es	dulc-ia
abl.	dulc-i	dulc-i	dulc-i	dulc-ibus	dulc-ibus	dulc-ibus

(3) simplex, icis 简单的,单一的 词干:simplic-

格 \ 数	sing.			plur.		
	m.	f.	n.	m.	f.	n.
nom.	simplex	simplex	simplex	simplic-es	simplic-es	simplic-ia
gen.	simplic-is	simplic-is	simplic-is	simplic-ium	simplic-ium	simplic-ium
acc.	simplic-em	simplic-em	simplex	simplic-es	simplic-es	simplic-ia
abl.	simplic-i	simplic-i	simplic-i	simplic-ibus	simplic-ibus	simplic-ibus

2. 将下列拉丁语译成汉语,指出同格定语和非同格定语

(1) 单糖浆
(2) 甜杏仁水
(3) 新鲜蒸馏水
(4) 新鲜益母草流浸膏
(5) 新鲜洋地黄叶干浸膏
(6) 浓氯化钠注射液
(7) 浓碘酊
(8) 复方大黄粉
(9) 无菌的五加皮注射液
(10) 外用氧化锌软膏

3. 将下列汉语译成拉丁语

(1) Acidum Hydrochloricum Dilutum
(2) Aqua Communis
(3) Aqua Armeniacae Dulcis
(4) Digitalis Folium Recens
(5) Liquor Acanthopanacis Corticis Sterilis pro Injectione
(6) Pulvis Magnesii Oxydi Levis
(7) Unguentum Simplex
(8) Liquor Ammoniae Fortis
(9) Remedium Expectorans
(10) Carbo Medicinalis

第五节 前置词、副词和连接词

1. 将下列拉丁语译成汉语

(1) 加水至10ml
(2) 上午
(3) 饭后
(4) 止痢合剂
(5) 口服
(6) 注射用水
(7) 胆南星
(8) 向合剂中加薄荷水
(9) 在水中溶解葡萄糖,以便制成葡萄糖溶液。
(10) 外用

2. 将下列汉语译成拉丁语

(1) ad usum externum
(2) Pulvis pro Infantibus
(3) ante cibos
(4) per os
(5) Arisaema cum Bile
(6) Injectio Morphini et Atropini
(7) Capsulae Vitamini A et D
(8) Solve Glucosum in Aqua.
(9) Misce, ut fiat Pulvis.
(10) Adde Aquam Destillatam ad 100 millilitra.

第六节 语法总复习

1. 写出下列动词的命令式

(1) signa　(2) praepara　(3) da

(4) adde　(5) sume

2. 写出下列名词的属格形式和词干

(1) liquoris　词干:liquor-　(2) cancri　词干:cancr-

(3) rhizomatis　词干:rhizomat-　(4) fructus　词干:fruct-

(5) scabiei　词干:scabi-　(6) belladonnae　词干:belladonn-

(7) zingiberis　词干:zingiber-　(8) digitalis　词干:digital-

3. 按语法要求,将下列单词组成词组并译成汉语

(1) Injectio Morphini et Atropini　吗啡阿托品注射液

(2) Liquor Ammoniae Fortis　浓氨溶液

(3) Mistura Glycyrrhizae cum Opio　含阿片的甘草合剂

(4) Oleum Jecoris Piscis Concentratum　浓鱼肝油

(5) Tabellae Ephedrae Compositae　复方麻黄片

(6) Arisaema cum Bile　胆南星

(7) ante meridiem　上午

(8) post cibos　饭后

4. 指出下列单词中的同格定语和非同格定语,并译成汉语

(1) Armeniacae(非同格定语),Dulcis(同格定语),甜杏仁水。

(2) Daturae(非同格定语),Floris(非同格定语),Composita(同格定语),复方洋金花注射液。

(3) Jecoris(非同格定语),Piscis(非同格定语),Dilutum(同格定语),稀鱼肝油。

(4) Iodi(非同格定语),Fortis(同格定语),浓碘酊。

(5) Zinci(非同格定语),氧化锌。

(6) Camphorae(非同格定语),Composita(同格定语),复方樟脑合剂。

(7) Destillata(同格定语),在水中溶解葡萄糖。

(8) Glycyrrhizae(非同格定语),均匀混合,以便制成甘草丸。

5. 将形容词"复方的"拉丁语适以当形式填入空白,组成词组

(1) Composita　(2) Compositus

(3) Compositus　(4) Compositae

(5) Compositum

6. 将下列汉语译成拉丁语

(1) Injectio Morphini Hydrochloridi　(2) Da Cito!

(3) Tinctura Camphorae Composita　(4) per os

(5) Aqua pro Injectione　(6) b.i.d.

(7) Bene Misce, ut fiat Mistura.　(8) Adde Glucosum in Aquam, ut fiat Solutio Glucosi.

第三部分　命　　名

第一节　生物的命名

1. 举例说明学名中出现 ssp. var. f.的含义

"ssp."为亚种符号，表示某植物分类等级为亚种。如：华东杏叶沙参 *Adenophora hunanensis* Nannf. ssp. *huadungensis* Hong 为杏叶沙参 *Adenophora hunanensis* Nannf.的亚种。

"var."为变种符号，表示某植物分类等级为变种。如：短萼黄连 *Coptis chinensis* Franch. var. *brevisepa-la* W. T. Wang et Hsiao 为黄连 *Coptis chinensis* Franch.的变种；蒙古黄芪 *Astragalus membranaceus*（Fisch.）Bunge var. *mongholicus*（Bunge）P. K. Hsiao 为膜荚黄芪 *Astragalus membranaceus*（Fisch.）Bunge 的变种。

"f."为变型符号，表示某植物分类等级为变型。如：汉城细辛 *Asarum sieboldii* Miq. f. *seoulense*（Nakai）C. Y. Cheng et C. S. Yang 为华细辛 *Asarum sieboldii* Miq.的变型。

2.举例说明在学名中出现 et, ex 的含义

"et"表示该植物是为两人共同发表。如：三角叶黄连 *Coptis deltoidea* C. Y. Cheng et Hsiao 则表示该学名为"C. Y. Cheng"和"Hsiao"两人共同发表。

"ex" 插在两命名人之间，表示前者提供的生物特征，未满足合格发表的各项规定而不能发表，后者按国际植物学名命的规则要求，将新植物分类群合格发表。如：甘遂 *Euphorbia kansui* T. N. Liou ex T. P. Wang，该植物虽然 T. N. Liou 提出，但是 T. P. Wang 做了合格发表。

3.将下列学名译成拉丁语

（1）益母草 *Leonurus japonicus* Houtt.（2）杜仲 *Eucommia ulmoides* Oliv.
（3）远志 *Polygala tenuifolia* Willd.　（4）银杏 *Ginkgo biloba* L.
（5）甘草 *Glycyrrhiza uralensis* Fisch.（6）人参 *Panax ginseng* C. A. Mey.
（7）茯苓 *Poria cocos*（Schw.）Wolf　（8）当归 *Angelica sinensis*（Oliv.）Diels
（9）掌叶大黄 *Rheum palmatum* L.　（10）蛤蚧 *Gekko gecko* Linnaeus

第二节　中药的命名

1.将下列拉丁语译成汉语

（1）麻黄　（2）甘草
（3）黄连　（4）洋金花
（5）枸杞子　（6）大青叶
（7）白果　（8）鹿茸
（9）肉桂　（10）牛黄
（11）复方樟脑酊　（12）葡萄糖氯化钠注射液
（13）醋酰磺胺钠滴剂　（14）甘油栓
（15）叶酸片　（16）婴儿散
（17）水牛角浓缩粉　（18）复方丹参片

(19) 橙皮酊　　(20) 复方甘草合剂

2. 将下列汉语译成拉丁语

(1) Pinelliae Rhizoma　　(2) Armeniacae Semen Amarum

(3) Uncariae Ramulus cum Uncis　　(4) Rhei Radix et Rhizoma

(5) Isatidis Folium　　(6) Isatidis Radix

(7) Aqua pro Injectione　　(8) Emulsio Olei Jecoris Piscis

(9) Oculentum Tetracyclini　　(10) Pulvis pro Infantibus

(11) Tinctura Opii　　(12) Injectio Morpini et Atropini

(13) Pulvis Rhei Compositus　　(14) Tabellae Reserpini

(15) Capsulae Vitamini A et D　　(16) Extractum Glycyrrhizae Liquidum

(17) Cervi Cornu　　(18) Moschus

(19) Arisaema cum Bile　　(20) Tabellae Andrographitis Compositae

第三节　化学药品和生物制品的命名

1. 指出下列药名中的形容词,并译成中文

(1) 枸橼酸　　(2) 硫酸　　(3) 亚硫酸

(4) 叶酸　　(5) 浓硫酸　　(6) 冰醋酸

(7) 发烟硝酸　　(8) 稀盐酸

2. 翻译下列词组和句子

(1) 硼酸　　(2) 硼酸软膏

(3) 复方硼酸软膏　　(4) 取复方硼酸软膏。

(5) 取 10 克硼酸软膏。　　(6) 复方蓖麻油

(7) 取蓖麻油。　　(8) 取 10ml 蓖麻油。

(9) 苯巴比妥钠　　(10) 注射用苯巴比妥钠

(11) 乳酸钙　　(12) 硫酸锌

(13) 氢氧化钠　　(14) 氯化钠

(15) 盐酸麻黄碱　　(16) 磷酸可待因

(17) 磷酸可待因片　　(18) 取 10g 樟脑氧化锌粉,外用。

(19) 取 100ml 鱼肝油乳剂,口服。

(20) 取 0.3g 葡萄糖酸钙片 40 片,每次服 2 片,一日三次。

3. 将下列汉语译成拉丁语

(1) Acidum Salicylicum

(2) Unguentum Acidi Salicylici

(3) Recipe Unguentum Acidi Salicylici

(4) Recipe 10 grammata Unguenti Acidi Salicylici

(5) Acidum Hydrochloricum

(6) Acidum Hydrochloricum Dilutum

(7) Recipe 5 millilitra Acidi Hydrochloridi Diluti.

(8) Recipe 100 millilitra Olei Menthae

(9) Kalii Chloridum
(10) Zinci Oxydum
(11) Aluminii Hydroxydum
(12) Injectio Morphini Hydrochloridi
(13) Oculentum Atropini Sulfatis
(14) Pulvis Camphorae et Zinci Oxydi
(15) Liquor Kalii Chloridi Compositus
(16) Recipe 100 millilitra Olei Jecoris Piscis/per os.
(17) Recipe 100 grammata Unguenti Acidi Borici et Zinci Oxydi/ad us.ext.
(18) Recipe 500 millilitra Injectionis Glucosi et Natrii Chloridi.
(19) Vaccinum Rabiei
(20) Antitoxinum Tetanicum Purificatum Cryodesiccatum

第四节　命名总复习

1. 填空

(1) 动、植物学名命名规则的基本格式是：
属名+种加词
(2) 中药材命名规则的基本格式是：
药用动、植物名+药用部位名
(3) 制剂药物命名规则的基本格式是：
剂型名+原料药名
(4) 酸类命名规则的基本格式是：
Acidum+形容词(-icum 正酸;-osum 亚酸)
(5) 油类命名规则的基本格式是：
Oleum+原料药物名
(6) 盐类及氢氧化物、氧化物命名规则的基本格式是：
正根+负根
(7) 偏酸性有机药物盐类命名法的基本格式是：
偏酸性有机药物名+碱金属离子
(8) 生物制品命名法的基本格式是：
类别名+病名

2. 指出下列药名属于哪种命名法

(1) 酸类命名法　(2) 卤化物盐类命名法
(3) 酸盐类命名法　(4) 氢氧化物命名法
(5) 氧化物命名法　(6) 偏酸性有机物盐类命名法
(7) 中药制剂命名法　(8) 生物学名命名法
(9) 中药材命名法　(10) 生物制品命名法

第四部分　处　　方

第一节　处方的拉丁文

1. 用缩写词写出下列词组并译成汉语

(1) 每日两次 b.i.d.　　(2) 给予同量 4 份 D.t.d. No. 4

(3) 饭后 p.c.　　(4) 蒸馏水 Aq. Dest.

(5) 静脉注射 i.v.　　(6) 肌内注射 i.m.

(7) 立即！Stat.！　　(8) 婴儿使用 pro inf.

(9) 内服 ad us. int.　　(10) 外用 ad us.ext.

2.将下列词组先译成拉丁语再写出缩写词

(1) Da tales doses　D.t.d.

(2) ante usum agitetur　a.u.agit.

(3) Divide in partes aequales　Div.in.par.aeq.

(4) Misce.Da.Signa.　M.D.S.

(5) Ante meridiem　a.m.

(6) post cibos　p.c.

(7) Misce, fiat Mistura　M.f.Mist.

(8) quaque 4 hora　q.4h.

(9) injection intravenosa guttatim　i.v.gtt.

(10) internationalis unitas　i.u.

3. 将下列处方译成汉语

(1) 取水杨酸 6g,苯甲酸 12g,羊毛脂 30g,凡士林 52g。混合制成软膏。用法:外用。

(2) 取 5mg 叶酸片 30 片。用法:每日四次,每次服用一片。

(3) 取颠茄酊 5ml,复方樟脑酊 20ml,橙皮酊 1ml,单糖浆 20ml,加适量蒸馏水至 100ml,混合制成合剂。用法:一日三次,每次 10ml。

(4) 取盐酸吗啡注射液 1ml。用法:一次一支,立即皮下注射!

4. 用拉丁语开写下列处方

(1) Rp.

Acidi Hydrochlorici Diluti　6.0

Tinct.Aurantii　6.0

Aq.Dest.q.s.　ad 100.0

M.f.Mist

D.S:10ml.t.i.d.p.c.

(2) Rp.

Tinct. Belladonnae　5.0

Tinct. Camphorae Com.　20.0

Tinct. Aurantii　1.0

Aq. Dest. q. s　　ad 100.0

M.f.Mist.

D.S:10ml. t.i.d.p.o.

(3) Rp.

Mist.Glycyrrhizae Com.　　100.0

Signa:10ml. t.i.d. p.o

(4) Rp.

Caps. Chloramphenicoli　　250mg.

Da tales doses numero　　24

Signa: 500mg. q.i.d.

第二节　处方总复习

1. 一张完整的处方应包括:前记、上记、中记、下记、标记和后记 6 部分。

2. 常用的处方有完整处方和简单处方 2 种。

3. 常用的处方法有单量法和总量法 2 种。

4. 将下列处方译成汉语

(1) 取 0.5ml 的卡那霉素注射剂 6 支。用法:一日二次,每次 1 支,肌内注射。

(2) 取 15%氧化锌软膏 50g。用法:外用。

(3) 取复方甘草合剂 100ml。用法:一日三次,每次 10ml,口服。

5.用拉丁语开写下列处方

(1) Rp.

Liq. Kalii Chloridi　　10%-100.0

S.:10ml. t.i.d. p.c.

(2) Rp.

Penicillini　　800000 i.u.

　　/ ×6

Strepcycini　　0.5

S.:800000 i.u. 0.5g.b.i.d. i.m.

(3) Rp.

Tab. Codeini　　0.03mg.×6

S.:0.03mg.t.i.d. p.o.

(4) Rp.

Mist. Glycyrrhizae　　100.0

S.:10ml. t.i.d. p.c.

(5) Rp.

Mist. Acidi Hydrochloridi Diluti　　100.0

S.:10ml. t.i.d. p.c.

中医药拉丁语模拟试卷

试卷(一)

一、单项选择题(每小题1分,共10分)

1. 内服的正确缩写是

A. ad us. int.　　B. a. u. i.　　C. ad usum i.　　D. ad u. internum

2. 下列c发音为[tʃ]的为

A. cera　　B. cornu　　C. alcohol　　D. lactas

3. 缩写 ad us. ext. 表示

A. 内服　　B. 外用　　C. 眼用　　D. 鼻用

4. 符号 Tab. 中的 . 表示

A. 结束符号　　B. 缩写符号　　C. 句号　　D. 分隔符号

5. 大黄散中的散要用(　　)形式

A. 单数主格　　B. 单数属格　　C. 复数主格　　D. 复数属格

6. gramma, atis, n. 是

A. 名词　　B. 形容词　　C. 动词　　D. 副词

7. 人参的拉丁文学名书写正确的是

A. Panax ginseng　　B. Panax Ginseng

C. *Panax ginseng* C. A. Meyer　　D. panax ginseng

8. 形态特征相似,亲缘关系相近的种可以归为

A. 科　　B. 属　　C. 亚种　　D. 目

9. 植物科名的后缀通常都为

A. aceae　　B. caeae　　C. aeace　　D. aceea

10. 处方是由(　　)在诊疗活动中为患者开写的医疗文书

A. 医院管理人员　　B. 调剂师　　C. 药师　　D. 医师

二、填空题(每空1分,共10分)

1. 油类药物的命名规则是:________+________。

2. 处方是重要的________文件,具有________意义。

3. 形容词修饰名词,应与名词保持________、________、________的一致。

4. 处方药量应以________天为宜,________天为限。

5. eu 若处在词尾,发音为________。

三、名词解释(每小题2分,共10分)

1. 医疗处方　　2. 双名法　　3. 音节　　4. 中记　　5. 单量法

四、判断改错题(在括号内,正确的划√错误的划×,将错误处改正。每小题2分,共10分)

1. Alcohol sine Aquam 无水乙醇　　(　　)

2. Morphinum Hydrochloridum 盐酸吗啡 (　　)
3. Moutan Cortex 为药材牡丹皮的拉丁名，其构成为植物属名+药用部位名。 (　　)
4. Chinensis Galla 为药材五倍子的拉丁名，其构成为产地+药用部位名。 (　　)
5. 橙皮油的拉丁名为 Oleum Aurantii。 (　　)

五、划分音节并标出重音(每小题 2 分，共 20 分)

1. benzoë　2. aurantium　3. alcohol　4. extractum　5. rheum
6. sanguis　7. scorpio　8. magnus　9. eucommia　10. sativus

六、把下列单词变成单、复数各格形式(每词 4 分，共 20 分)

1. febris, is, f. 伤寒，热度　2. Polygala, ae, f. 远志属　3. cornu, us, n. 角
4. Linum, i, n. 亚麻属　5. kalĭcus, a, um 钾的

七、拉汉互译，如有定语请指出是同格定语或非同格定语(每小题 2 分，共 20 分)

1. Pulvis Compositus　2. Adde Aquam ad 10 millilitra　3. Gummi Arabicum
4. Recipe 100 grammata Aurantii Fructus　5. Vaccinum Rabiei
6. 樟脑丸　7. 白色合剂　8. 复方甘草糖浆
9. 向水里加葡萄糖。　10. 取 100.0ml 稀盐酸合剂。

试卷(二)

一、单项选择题(每小题 1 分，共 10 分)

1. (　　)插在两命名人之间，表示该植物是两人共同发表的
   A. in　B. ex　C. et　D. et al.
2. 下列 ti 发音为[tsi:]的为
   A. tinctura　B. solutio　C. mixtio　D. ostium
3. 缩写 S. 表示
   A. 加　B. 灭菌　C. 标记　D. 取
4. m. 表示
   A. 中性　B. 阴性　C. 阳性　D. 成熟
5. 樟脑水中的樟脑要用(　　)形式
   A. 单数主格　B. 单数属格　C. 复数主格　D. 复数属格
6. ut, conj. 是
   A. 连接词　B. 形容词　C. 名词　D. 副词
7. 桔梗的拉丁文学名书写正确的是
   A. Platycodon grandiflorum A. DC.　B. *Platycodon grandiflorum A. DC.*
   C. *Platycodon grandiflorum* A. DC.　D. Platycodon grandiflorum *A. DC.*
8. 下列生物分类等级按照由高到低排列的是
   A. 门、目、种　B. 纲、属、目　C. 界、种、属　D. 纲、界、科
9. 动物科名的后缀通常都为
   A. diea　B. edae　C. idea　D. idae
10. 处方后记通常为(　　)人员的署名
   A. 医师　B. 药剂人员　C. 患者　D. 医师及药剂人员

二、填空题(每空 1 分,共 10 分)

1. 卤化物类药物的命名规则是________+________。
2. 植物的学名由________、________、________三部分组成。
3. 名词的各格形式是通过________的变化体现出来的。
4. 处方法分为________和________两类。
5. 第五变格法名词单数主格形式词尾为________,单数属格词尾为________。

三、名词解释(每小题 2 分,共 10 分)

1. 总量法　2. 词干　3. 长音　4. 下记　5. 简单处方

四、判断改错题(在括号内,正确的划√错误的划×,将错误处改正。每小题 2 分,共 10 分)

1. Pulvis pro Infantes 婴儿散　(　)
2. Belladonnae Extractum 颠茄浸膏　(　)
3. Acidum Sulfuricum Fortis 浓硫酸　(　)
4. 药材芦荟的拉丁名为 Aloë Herba　(　)
5. 药材黄连的拉丁名为 Coptidis Rhizoma　(　)

五、划分音节并标出重音(每小题 2 分,共 20 分)

1. ephedra　2. phosphorus　3. enematis　4. aluminium　5. lignum
6. cephalotaxus　7. domiphenum　8. cacao　9. tinctura　10. signa

六、把下列单词变成单、复数各格形式(每词 4 分,共 20 分)

1. glacies, ei, f. 冰　2. Datura, ae, f. 曼陀罗属　3. piscis, is, m. 鱼
4. cervus, i, m. 鹿　5. albus, a, um 白色的

七、拉汉互译,如有定语请指出是同格定语或非同格定语(每小题 2 分,共 20 分)

1. Injection Composita　2. Aqua Destillata Recens　3. Adde Gummi
4. Folium Mori　5. Syrupus Polygalae Compositus　6. 给软膏
7. 取薄荷油。　8. 苦杏仁　9. 均匀混合,以便制成散剂。
10. 取复方甘草合剂。

试卷(三)

一、单项选择题(每小题 1 分,共 10 分)

1. 口服的正确缩写是
   A. per os　B. p o　C. p. o.　D. per o.
2. 下列 h 发[h]的为
   A. helianthus　B. alcohol　C. Rehmannia　D. habeo
3. 缩写 a. c. 表示
   A. 饭前　B. 饭后　C. 饭中　D. 睡前
4. subst. 表示
   A. 连接词　B. 代词　C. 动词　D. 名词
5. 颠茄浸膏中的颠茄要用(　)形式
   A. 单数主格　B. 单数属格　C. 复数主格　D. 复数属格

6. viridis, e 是

A. 名词　B. 形容词　C. 动词　D. 副词

7. 桑的拉丁文学名书写正确的是

A. *Morus alba* L.　B. *Morus Alba* L.　C. *Morus alba* l.　D. *morus alba* L.

8. 形态特征相似，亲缘关系相近的科可以归为

A. 科　B. 属　C. 亚种　D. 目

9. 植物学名后带有 sp. nov.，则表明该种为

A. 新种　B. 新属　C. 新亚种　D. 新变种

10. 简单处方是指缺少（　　）部分的处方

A. 上记　B. 中记　C. 下记　D. 后记

二、填空题（每空 1 分，共 10 分）

1. 生物制品药物的命名规则是：________+________。
2. 等音节名词是指该名词的________与________的音节数相等。
3. 不可数的剂型名词，一般只用________数形式。
4. 双元音字母有 ae、________、________、________等四个。
5. 第四变格法名词单数主格形式词尾为________或________。

三、名词解释（每小题 2 分，共 10 分）

1. 同格定语　2. 完整处方　3. 短音　4. 后记　5. 种加词

四、判断改错题（在括号内，正确的划√错误的划×，将错误处改正。每小题 2 分，共 10 分）

1. Sume post Cibos 饭后服用　（　　）
2. 蓖麻油的拉丁名为 Oleum Ricinus　（　　）
3. Adde Aquam ad 100 millilitrum　（　　）
4. Acidum Hydrochloridum 盐酸　（　　）
5. 大黄药材的拉丁名为 Rhizoma Rhei　（　　）

五、划分音节并标出重音（每小题 2 分，共 20 分）

1. gramma　2. gargarisma　3. liquor　4. catechu　5. facialis
6. tetracyclinum　7. magnolia　8. misce　9. antitoxinum　10. sativus

六、把下列单词变成单、复数各格形式（每词 4 分，共 20 分）

1. flos, floris, m. 花　2. senna, ae, f. 种子　3. species, ei, f. 种
4. radium, i, n. 镭　5. niger, gra, grum 黑色的

七、拉汉互译，如有定语请指出是同格定语或非同格定语（每小题 2 分，共 20 分）

1. Mistura Composita　2. Aqua pro Injectione　3. Zingiberis Rhizoma Recens
4. Solve Glucosum in Aqua　5. Recipe Aquam Camphorae　6. 加入白色合剂。
7. 加水至 100ml。　8. 复方大黄散　9. 甜杏仁水
10. 取 30 ml 磷酸可待因糖浆。

试卷(四)

一、单项选择题(每小题1分,共10分)

1. 静脉注射的正确缩写是

A. injectio intravenosa　　B. i. i.　　C. i. d.　　D. i. v

2. 下列 sc 发[ʃ]的为

A. scilla　　B. scorpio　　C. scotoma　　D. Scutellaria

3. 缩写 p. c. 表示

A. 饭前　　B. 饭后　　C. 饭中　　D. 电脑

4. 符号 ˉ 表示

A. 音节　　B. 重音　　C. 短音　　D. 长音

5. 薄荷油中的薄荷要用(　　)形式

A. 单数主格　　B. 单数属格　　C. 复数主格　　D. 复数属格

6. ana, adv. 是

A. 名词　　B. 形容词　　C. 动词　　D. 副词

7. f. 表示

A. 变种　　B. 亚种　　C. 变型　　D. 品种

8. 植物学名由(　　)个拉丁词组成

A. 1　　B. 2　　C. 3　　D. 4

9. 人参的学名 *Panax ginseng* C. A. Meyer 中,种加词 ginseng 来源于

A. 人名　　B. 音译　　C. 地名　　D. 传说

10. 处方中药物剂量的单位若为(　　)时可以省略不写

A. kg　　B. L　　C. ml　　D. μl

二、填空题(每空1分,共10分)

1. 酸类药物的命名规则是:________+________。
2. 不等音节名词是指该名词的________与________的音节数不相等。
3. g 在单词的发音中,若在元音字母 e 前发________,在元音字母 a 前发________。
4. 根据处方的性质可以分为:________、________及________。
5. 形容词和名词同时修饰同一名词时,应遵循________在前,________在后的原则。

三、名词解释(每小题2分,共10分)

1. 非同格定语　　2. 异名　　3. 重音　　4. 前记　　5. 处方

四、判断改错题(在括号内,正确的划√错误的划×,将错误处改正。每小题2分,共10分)

1. Adde Misturam Albam 加白色合剂。　(　　)
2. 通常国名为阳性,而某国人为阴性。　(　　)
3. Zincum Oxydi 氧化锌　(　　)
4. Aqua sine Ammonia 无氨水　(　　)
5. 生姜的药材拉丁名为 Zingiberis Rhizoma　(　　)

五、划分音节并标出重音(每小题2分,共20分)

1. reflexus 2. Liquidambar 3. adrenalinum 4. tetracyclinum 5. duplex
6. ammonium 7. aspirinum 8. sulfaguanidinum 9. aloë 10. pilula

六、把下列单词变成单、复数各格形式(每词4分,共20分)

1. fructus, us, m. 果实 2. Perilla, ae, f. 紫苏属 3. glutamas, atis, m. 谷氨酸盐
4. talcum, i, n. 滑石 5. asper, era, erum 带刺的

七、拉汉互译,如有定语请指出是同格定语或非同格定语(每小题2分,共20分)

1. Unguentum Compositum 2. Recipe Tincturam Belladonnae 3. Oleum Jecoris Piscis
4. Armeniacae Semen Amarum 5. Extractum Glycyrrhizae Liquidum 6. 红色的胶囊
7. 婴儿散 8. 将糖浆溶于水中。 9. 1ml 樟脑水
10. 取维生素B_{12}片。

试卷(五)

一、单项选择题(每小题1分,共10分)

1. 皮内注射的正确缩写是
   A. i. d. B. injectio intradermica C. i. a. D. i. v.
2. 下列 eu 发[e][u:]的为
   A. Eucommia B. Bupleurum C. Rheum D. Euphorbia
3. 缩写 p. r. n. 表示
   A. 需要时 B. 必要时 C. 急速地 D. 慢慢地
4. 符号ˇ表示
   A. 音节 B. 重音 C. 短音 D. 长音
5. 枇杷膏中的枇杷要用( )形式
   A. 单数主格 B. 单数属格 C. 复数主格 D. 复数属格
6. post, praep, acc. 是
   A. 名词 B. 形容词 C. 动词 D. 前置词
7. var. 表示
   A. 变种 B. 亚种 C. 变型 D. 品种
8. 植物学名中属名通常用
   A. 单数主格 B. 复数主格 C. 单数属格 D. 复数属格
9. 植物学名的组成为
   A. 命名人+属名+种加词 B. 种加词+属名
   C. 科名+种加词 D. 属名+种加词+命名人
10. 下列剂型的药物适合用总量法开写处方的为
   A. 片剂 B. 软膏剂 C. 胶囊剂 D. 丸剂

二、填空题(每空1分,共10分)

1. 酸盐类药物的命名规则是:________+________。
2. 二尾形容词中,单数主格阴性和阳性的词尾均为________,中性的词尾为________。
3. 依处方的完整性,可以分为:________和________。

4. c 在单词的发音中,若在元音字母 e 前发________,在元音字母 a 前发________。

5. 第一、二、三、四变位法动词的不定式词尾分别为:-āre、________、________及________。

三、名词解释(每小题 2 分,共 10 分)

1. 动词的命令式　2. 不等音节名词　3. 标记　4. 法定处方　5. 不变化词类

四、判断改错题(在括号内,正确的划√错误的划×,将错误处改正。每小题 2 分,共 10 分)

1. Recipe Oleum Mentham 请取薄荷油。（　）
2. Tinctura Composita Belladonnae 复方颠茄酊。（　）
3. per rectum 经直肠（　）
4. Argentum Nitras 硝酸银（　）
5. 白果的药材拉丁名为:Ginkgo Semen Bilobae（　）

五、划分音节并标出重音(每小题 2 分,共 20 分)

1. opium　2. catechu　3. citricus　4. rhizoma　5. acanthopanax
6. natrium　7. officinalis　8. pilula　9. quadruplex　10. pneumonia

六、把下列单词变成单、复数各格形式(每词 4 分,共 20 分)

1. rabies, ei, f. 狂犬病　2. gutta, ae, f. 滴　3. fungus, i, m. 菌
4. gummi, indecl. n.　5. siccus, a, um 干的

七、拉汉互译,如有定语请指出是同格定语或非同格定语(每小题 2 分,共 20 分)

1. Adde Oleum Menthae　2. Injectio Daturae Floris Composita
3. Aqua Armeniacae Dulcis　4. Tabellae Codeini Phosphatis
5. Unguentum Scabiei　6. 氯霉素眼膏　7. 维生素 AD 胶囊
8. 溶于白色合剂中。　9. 新鲜蒸馏水　10. 取复方甘草合剂。

试卷(六)

一、单项选择题(每小题 1 分,共 10 分)

1. 蒸馏水的正确缩写是
   A. a. d.　B. aq. de.　C. Aq. Dest.　D. a. des.
2. 下列 g 发音为[g]的是
   A. gutta　B. digitalis　C. gentiana　D. geusis
3. 缩写 i. m. 表示
   A. 皮内注射　B. 肌内注射　C. 皮下注射　D. 静脉注射
4. 符号′表示
   A. 长音　B. 音节　C. 重音　D. 音量
5. 麻黄片中片剂要用(　)形式
   A. 单数主格　B. 单数属格　C. 复数属格　D. 复数主格

6. cito, adv. 是
A. 变化词类　　B. 不变化词类　　C. 不变格名词　　D. 前置词
7. cum Uncis 表示
A. 呈带状的　　B. 不成熟的　　C. 带钩的　　D. 切成片的
8. 形态特征相似、亲缘关系相近的种归为
A. 属　　B. 科　　C. 门　　D. 界
9. 学名是指植物或动物的(　　)名称
A. 科学　　B. 科名　　C. 属名　　D. 别名
10. 处方是由医师在诊疗活动中为(　　)开写的医疗文书
A. 医院管理人员　　B. 调剂师　　C. 药师　　D. 患者

二、填空题(每空1分,共10分)

1. 盐酸的写法是:________ ________。
2. 处方是处理医疗纠纷或医疗事故的________,具有一定的________意义。
3. 表示油的特征或性质的形容词应与 Oleum 保持________、________和________一致。
4. 名词属于________词类,各格形式是通过________的变化体现出来的。
5. 不可数的剂型名词,一般只用________数形式。

三、名词解释(每小题2分,共10分)

1. 上记　2. 不变格名词　3. 等音节名词　4. 植物学名命名法　5. 双辅音字母

四、判断改错题(在括号内,正确的划√错误的划×,将错误处改正。每小题2分,共10分)

1. Solve Glucosum. 溶解葡萄糖　(　　)
2. Misce, ut fiat Misturae. 混合,以便制成合剂。　(　　)
3. Agrimoniae Gemma 龙芽草芽　(　　)
4. Recipe Syrupum Aurantium 取橙皮糖浆。　(　　)
5. Dilue Syrupo. 用糖浆稀释。　(　　)

五、划音节并标出重音(每小题2分,共20分)

1. ampulla　2. citricus　3. stomachus　4. arteria　5. medicamentum
6. mentholum　7. barium　8. cerebrum　9. ramulus　10. tabella

六、把下列单词变成单、复数各格形式(每词4分,共20分)

1. bulbus, i, m. 鳞茎　2. auris, is, f. 耳　3. radix, icis, f. 根
4. dies, ei, f. m. 日,天　5. liquidus, a, um 液状的

七、拉汉互译,如有定语请指出是同格定语或非同格定语(每小题2分,共20分)

1. 红色糖浆
2. Notoginseng Radix et Rhizoma
3. 胆南星
4. Adde Aquam Destillatam
5. Tabellae Ephedrae
6. Codeini Phosphas
7. Recipe 100 millilitra Emulsionis Olei Jecoris Piscis.
8. 加水。
9. 取吗啡阿托品注射液2ml。
10. 取远志流浸膏。

试卷(七)

一、单项选择题(每小题 1 分,共 10 分)

1. 下列发音为[k]的是

A. ch　　B. ph　　C. rh　　D. th

2. 缩写 M. D. S. 是指

A. 分为等份　　B. 立即　　C. 混合．给予．标记　　D. 蒸馏水

3. 单元音字母有(　　)个

A. 2　　B. 8　　C. 4　　D. 6

4. 拉丁语属于(　　)语言

A. 分析性　　B. 综合性　　C. 分散性　　D. 独立性

5. 辅音组 qu 读

A. [gw]　　B. [kw]　　C. [hw]　　D. [dw]

6. statim, adv. 是

A. 名词　　B. 动词　　C. 副词　　D. 前置词

7. recipe 是动词取的

A. 叙述式　　B. 接续式　　C. 不定式　　D. 命令式

8. 双元音如无分音符号 ·· 时

A. 视为双元音　　B. 不能视为双元音

C. 不能划分在一个音节　　D. 分别读两个元音的音

9. 形容词一词有(　　)性

A. 1　　B. 2　　C. 3　　D. 4

10. 生物分类等级最大的是

A. 界　　B. 目　　C. 种　　D. 门

二、填空题(每空 1 分,共 10 分)

1. 公元前________年拉丁族建立城,公元________年,罗马帝国灭亡。

2. 完整处方包括:________、________、________、________、________、________6 部分。

3. 开写处方时,不可数剂型词用________法,可数剂型用________法。

三、名词解释(每小题 2 分,共 10 分)

1. 双元音字母　　2. 清辅音字母　　3. 第三变格法形容词　　4. 格　　5. 词尾

四、判断改错题(在括号内,正确的划√错误的划×,将错误处改正。每小题 2 分,共 10 分)

1. Adde Glucosi. 加葡萄糖　(　　)

2. Misce, ut fiant Mistura. 混合,以便制成合剂。　(　　)

3. Ginseng Radix et Rhizoma 人参中药材　(　　)

4. Recipe Syrupum Menthae 取薄荷糖浆。　(　　)

5. Praepara Solutionem. 配制溶液　(　　)

五、划音节并标出重音(每小题 2 分,共 20 分)

1. cortex　　2. injectio　　3. piscis　　4. rabies　　5. perilla

6. rosa　7. mentha　8. miltiorrhiza　9. sanguisorba　10. officinale

六、把下列单词变成单、复数各格形式(每词4分,共20分)

1. pilula,ae,f. 丸剂　2. nervus,i,m. 叶脉　3. dens,dentis,m. 牙齿
4. tinctus,us,m. 染料　5. sinicus,a,um 中国的

七、拉汉互译,如有定语请指出是同格定语或非同格定语(每小题2分,共20分)

1. 午前　2. Cervi Cornu　3. 大黄
4. Aqua Destillata　5. 取远志浸膏　6. Injectio Natrii Chloridi
7. 维生素AD胶丸　8. Solve Glucosum in Aqua.　9. 口服
10. Recipe Pilulas Glycyrrhizae.

试卷(八)

一、单项选择题(每小题1分,共10分)

1. 缩写Tinct. 表示的是
   A. 丸剂　B. 酊剂　C. 散剂　D. 合剂
2. 辅音组gu的发音是
   A. [gw]　B. [kw]　C. [gu]　D. [ku]
3. pro Infantibus表示
   A. 给予同等剂量　B. 混合,给予,标记　C. 一次量　D. 婴儿用
4. 名词后注有indecl. 表示该词为
   A. 第一变格法名词　B. 第五变格法名词　C. 不变格名词　D. 不变化名词
5. 双辅音字母有(　　)个
   A. 4　B. 6　C. 18　D. 24
6. contra,praep. acc是
   A. 变化词类　B. 第五变格法名词　C. 前置词　D. 不变格名词
7. et,conj. 表示
   A. 即　B. 为了,以便　C. 或　D. 和,与
8. 形容词作定语称
   A. 非同格定语　B. 同格定语　C. 同位语　D. 以上均不是
9. 植物的(　　)用于区别同属不同种
   A. 种加词　B. 属名　C. 科名　D. 定名人
10. 单词移行时,不能将(　　)拆开
   A. 字母　B. 音节　C. 音量　D. 重音

二、填空题(每空1分,共10分)

1. 拉丁语的单元音字母有______、______、______、______、______、______。
2. 拉丁语属________语系________语族。
3. 动词接续式又叫________,在处方和医嘱中表示________的建议或婉转的请示。

三、名词解释(每小题2分,共10分)

1. 变化词类　2. 重音规则　3. 第一、二变格法形容词　4. 生物制品命名法
5. 浊辅音字母

四、判断改错题(在括号内,正确的划√错误的划×,将错误处改正。每小题2分,共10分)

1. Adde Syrupus. 加糖浆。 (　　)
2. Tinctura Camphorae 樟脑合剂 (　　)
3. Aqua Destillata 蒸馏水 (　　)
4. Misce, ut fiant Pilula. 混合,以便制成丸剂。 (　　)
5. Acidum Hydrochloricum 盐酸 (　　)

五、划音节并标出重音(每小题2分,共20分)

1. gramma　2. decoctum　3. cynomorium　4. cordatus　5. colchicinum
6. palmatum　7. magnolia　8. tangutica　9. alkelengum　10. auriculatum

六、把下列单词变成单、复数各格形式(每词4分,共20分)

1. contagio, onis, f. 传染　2. Cyperus, i, m. 莎草属　3. cucurbita, ae, f. 南瓜
4. facies, ei, f. 面部　5. haustus, us, m. 顿服剂

七、拉汉互译,如有定语请指出是同格定语或非同格定语(每小题2分,共20分)

1. 枳壳　2. ad usum externum　3. 注射用水
4. Syrupus pro Infantibus　5. 鱼肝油　6. Praepara Solutionem Glucosi.
7. 姜酊　8. Herba cum Radice　9. 取穿心莲片
10. post cibos

试卷(九)

一、单项选择题(每小题1分,共10分)

1. 植物学名中属名和种加词要用
   A. 正体　B. 斜体　C. 粗体　D. 黑体
2. 下列属于清辅音字母的是
   A. p　B. b　C. d　D. g
3. gn 为固定的辅音组,读音为
   A. [g][n]　B. [gn]　C. [n][j]　D. [nj]
4. 一个单词内的(　　)就是其音节数
   A. 字母数　B. 元音数　C. 辅音数　D. 重音数
5. praep. 是(　　)的缩写
   A. 名词　B. 动词　C. 连接词　D. 前置词
6. 判断名词变格法的依据是看名词单数(　　)词尾
   A. 主格　B. 属格　C. 宾格　D. 夺格
7. 形容词词干的产生是将单数主格(　　)形式去掉结尾-a
   A. 阳性　B. 阴性　C. 中性　D. 以上均不是
8. 形容词在植物学名中作种加词时用
   A. 小写　B. 大写　C. 正体　D. 黑体
9. Extractum Rhei 属于(　　)的命名
   A. 中药材　B. 生物制品　C. 中药制剂　D. 酸盐

10. 简单处方是缺少(　　)的处方

A. 前记　　B. 上记　　C. 下记　　D. 后记

二、填空题(每空1分,共10分)

1. 随着罗马城的建立以及罗马人统治地区的逐步扩大,拉丁语成为罗马人统治地区的________。

2. 由于拉丁语中有丰富的________,可用以构成新的科学术语,且拉丁________严谨,________确切清晰,因此成为许多学科的国际学术用语。

3. sc在元音字母________、________、________、________、________、________之前,读音为[ʃ]。

三、名词解释(每小题2分,共10分)

1. 元音字母　2. 分析性语言　3. 名词的格　4. 第三变格法等音节名词

5. 单词的移行

四、判断改错题(在括号内,正确的划√错误的划×,将错误处改正。每小题2分,共10分)

1. Unguentum Scabies 疥疮软膏　(　　)

2. Digitalis Folium 洋地黄叶　(　　)

3. Extracti Zingiberis 姜浸膏　(　　)

4. Praepara Solutionem Glucosi pro Injectione. 配制注射用葡萄糖溶液　(　　)

5. Extractum Leonuri Herbae 益母草浸膏　(　　)

五、划音节并标出重音(每小题2分,共20分)

1. emplastrum　2. glycyrrhiza　3. uncus　4. folium　5. alcohol

6. doxycyclinum　7. gentiana　8. emulsio　9. destillatus　10. reliquus

六、把下列单词变成单、复数各格形式(每词4分,共20分)

1. mistura, ae, f. 合剂　2. oculentum, i, n. 眼　3. zingiber, eris, n. 姜

4. spiritus, us, m. 酊剂　5. scabies, ei, f. 疥疮

七、拉汉互译,如有定语请指出是同格定语或非同格定语(每小题2分,共20分)

1. per rectum　2. 麻黄片　3. Extractum Liquidum

4. 注射用油　5. Mistura Glycyrrhizae　6. 取当归浸膏10ml

7. Folium et Flos　8. 盐酸吗啡注射液　9. Zingiberis Rhizoma Recens

10. 请标记:每日二次,每次5ml,饭后吞服。

中医药拉丁语模拟试卷参考答案

试卷(一)

一、单项选择题

1. A　2. A　3. B　4. B　5. A　6. A　7. C　8. B　9. A　10. D

二、填空题

1. Oleum,原料药物名称　2. 医疗,法律　3. 性、数、格　4. 3,7　5. [e][u:]

三、名词解释

1. 医疗处方:医师根据患者的治疗需要而开写的处方。
2. 双名法:植物学名由两个拉丁词组成,包括属名和种加词,后面还有命名人。
3. 音节:音节是读音的单位,元音是构成音节的基因因素。
4. 中记:记载开写药物的名称、规格、计量。
5. 单量法:按照药物单个剂量开写处方的方法。

四、判断改错题

1. (×)Alcohol sine Aqua　2. (×)Morphini Hydrochloridum　3. (×)植物俗名+药用部位名
4. (×)种加词+药用部位名。　5. (√)

五、划分音节并标出重音

1. bén-zo-ë　2. au-rán-ti-um　3. ál-co-hol　4. ex-trác-tum　5. rhé-um
6. sán-guis　7. scór-pi-o　8. má-gnus　9. eu-cóm-mi-a　10. sa-tí-vus

六、把下列单词变成单、复数各格形式

1. febris, is, f.　词干:febr-

数 / 格	sing.	plur.
nom.	febris	febr-es
gen.	febr-is	febr-ium
acc.	febr-em	febr-es
abl.	febr-e	febr-ibus

2. Polygala, ae, f.　词干:Polygal-

数 / 格	sing.	plur.
nom.	Polygala	Polygal-ae
gen.	Polygal-ae	Polygal-arum
acc.	Polygal-am	Polygal-as
abl.	Polygal-a	Polygal-is

3. cornu, us, n.　词干:corn-

数 / 格	sing.	plur.
nom.	cornu	corn-ua
gen.	corn-us	corn-uum
acc.	corn-u	corn-ua
abl.	corn-u	corn-ibus

4. Linum, i, n.　词干:Lin-

数 / 格	sing.	plur.
nom.	Linum	Lin-a
gen.	Lin-i	Lin-orum
acc.	Lin-um	Lin-a
abl.	Lin-o	Lin-is

5. kalĭcus, a, um　词干：kalic-

格＼数	sing.			plur.		
	m.	f.	n.	m.	f.	n.
nom.	kalicus	kalic-a	kalic-um	kalic-i	kalic-ae	kalic-a
gen.	kalic-i	kalic-ae	kalic-i	kalic-orum	kalic-arum	kalic-orum
acc.	kalic-um	kalic-am	kalic-um	kalic-os	kalic-as	kalic-a
abl.	kalic-o	kalic-a	kalic-o	kalic-is	kalic-is	kalic-is

七、拉汉互译，如有定语请指出是同格定语或非同格定语

1. 复方散剂。Compositus 是同格定语。　2. 加水至 10 ml。　3. 阿拉伯胶。Arabicum 是同格定语。　4. 取 100 g 枳壳。Aurantii、Fructus 是非同格定语。　5. 狂犬病疫苗。Rabiei 是非同格定语。　6. Pilulae Camphorae。Camphorae 是非同格定语。　7. Mistura Alba。Alba 是同格定语。　8. Syrupus Glycyrrhizae Compositus。Glycyrrhizae 是非同格定语，Compositus 是同格定语。　9. Adde Glucosum in Aquam。　10. Recipe 100 millilitra Misturae Acidi Hydrocholorici Diluti。Misturae、Acidi 为非同格定语，Hydrocholorici、Diluti 是同格定语。

试卷（二）

一、单项选择题

1. C　2. B　3. C　4. C　5. B　6. A　7. C　8. A　9. D　10. D

二、填空题

1. 正根（金属离子），负根（某化合物）　2. 属名，种加词，命名人　3. 词尾
4. 单量法，总量法　5. -es，-ei

三、名词解释

1. 总量法：按照药物总的剂量开写处方的方法。
2. 词干：表示词的基本意义的不变化的部分。
3. 长音：一个元音或一个音节在单词中读音较长，一般为短音音量的 2 倍。
4. 下记：记载所取药物应给予的份数和调配方法。
5. 简单处方：缺少下记的处方。

四、判断改错题

1. (×) Pulvis pro Infantibus　2. (×) Extractum Belladonnae　3. (×) Acidum Sulfuricum Forte
4. (×) Aloë　5. (√)

五、划分音节并标出重音

1. é-phe-dra　2. phó-spho-rus　3. e-né-ma-tis　4. a-lu-mí-ni-um　5. lí-gnum
6. ce-pha-lo-tá-xus　7. do-mí-phe-num　8. cá-ca-o　9. tinc-tú-ra　10. sí-gna

六、把下列单词变成单、复数各格形式

1. glacies, ei, f.　词干：glaci-

数 / 格	sing.	plur.
nom.	glacies	glaci-es
gen.	glaci-ei	glaci-erum
acc.	glaci-em	glaci-es
abl.	glaci-e	glaci-ebus

2. Datura, ae, f.　词干：Datur-

数 / 格	sing.	plur.
nom.	Datura	Datur-ae
gen.	Datur-ae	Datur-arum
acc.	Datur-am	Datur-as
abl.	Datur-a	Datur-is

3. piscis, is, m.　词干：pisc-

数 / 格	sing.	plur.
nom.	piscis	pisc-es
gen.	pisc-is	pisc-ium
acc.	pisc-em	pisc-es
abl.	pisc-e	pisc-ibus

4. cervus, i, m.　词干：cerv-

数 / 格	sing.	plur.
nom.	cervus	cerv-i
gen.	cerv-i	cerv-orum
acc.	cerv-um	cerv-os
abl.	cerv-o	cerv-is

5. albus, a, um 白色的　词干：alb-

数 / 格	sing.			plur.		
	m.	f.	n.	m.	f.	n.
nom.	albus	alb-a	alb-um	alb-i	alb-ae	alb-a
gen.	alb-i	alb-ae	alb-i	alb-orum	alb-arum	alb-orum
acc.	alb-um	alb-am	alb-um	alb-os	alb-as	alb-a
abl.	alb-o	alb-a	alb-o	alb-is	alb-is	alb-is

七、拉汉互译，如有定语请指出是同格定语或非同格定语

1. 复方注射剂。Composita 是同格定语。　2. 新鲜蒸馏水。Destillata、Recens 是同格定语。3. 加胶。　4. 桑叶。Mori 是非同格定语。　5. 复方远志糖浆。Polygalae 是非同格定语，Compositus 是同格定语。　6. Da Unguentum　7. Recipe Oleum Menthae。Menthae 是非同格定语。　8. Aremeniacae Semen Amarum。Aremeniacae 是非同格定语，Amarum 是同格定语。　9. Bene misce, ut fiat Pulvis。　10. Recipe Misturam Glycyrrhizae Compositam。Glycyrrhizae 是非同格定语，Compositam 是同格定语。

试卷(三)

一、单项选择题

1. C　2. C　3. A　4. D　5. B　6. B　7. A　8. D　9. A　10. C

二、填空题

1. 类别名，病名　2. 单数主格，单数属格　3. 单　4. oe，au，eu　5. -us，-u

三、名词解释

1. 同格定语：形容词修饰名词，与所修饰的名词保持性、数、格的一致。
2. 完整处方：包含有处方中全部6部分：即前记、上记、中记、下记、标记和后记的处方。
3. 短音：一个元音或一个音节在单词中读音为长音音量的一半。
4. 后记：开写处方的医师和发出药物的药剂人员的署名，以示负责。
5. 种加词：植物学名中第二个词，标志某一物种的作用，通常为形容词或名词，起首字母要小写。

四、判断改错题

1. (√)　2. (×)　Oleum Ricini　3. (×)　Adde Aquam ad 100 millilitra
4. (×)　Acidum Hydrochloricum　5. (×)　Rhei Radix et Rhizoma

五、划分音节并标出重音

1. grám-ma　2. gar-ga-rís-ma　3. lí-quor　4. cá-te-chu　5. fa-ci-á-lis
6. te-tra-cy-clí-num　7. ma-gnó-li-a　8. mí-sce　9. an-ti-to-xí-num　10. sa-tí-vus

六、把下列单词变成单、复数各格形式

1. flos, floris, m.　词干：flor-

数/格	sing.	plur.
nom.	flos	flor-es
gen.	flor-is	flor-um
acc.	flor-em	flor-es
abl.	flor-e	flor-ibus

2. senna, ae, f.　词干：senn-

数/格	sing.	plur.
nom.	senna	senn-ae
gen.	senn-ae	senn-arum
acc.	senn-am	senn-as
abl.	senn-a	senn-is

3. species, ei, f.　词干：speci-

数/格	sing.	plur.
nom.	species	speci-es
gen.	speci-ei	speci-erum
acc.	speci-em	speci-es
abl.	speci-e	speci-ebus

4. radium, i, n.　词干：radi-

数/格	sing.	plur.
nom.	radium	radi-a
gen.	radi-i	radi-orum
acc.	radi-um	radi-a
abl.	radi-o	radi-is

5. niger, gra, grum　词干：nigr-

数/格	sing.			plur.		
	m.	f.	n.	m.	f.	n.
nom.	niger	nigr-a	nigr-um	nigr-i	nigr-ae	nigr-a
gen.	nigr-i	nigr-ae	nigr-i	nigr-orum	nigr-arum	nigr-orum
acc.	nigr-um	nigr-am	nigr-um	nigr-os	nigr-as	nigr-a
abl.	nigr-o	nigr-a	nigr-o	nigr-is	nigr-is	nigr-is

七、拉汉互译，如有定语请指出是同格定语或非同格定语

1. 复方合剂。Composita 是同格定语。 2. 注射用水。 3. 生姜。Zingiberis 是非同格定语，Recens 是同格定语。 4. 在水中溶解葡萄糖。 5. 取樟脑水。Camphorae 是非同格定语。 6. Adde Misturam Albam。Albam 是同格定语。 7. Adde Aquam ad 100 ml。 8. Pulvis Rhei Compositus。Rhei 是非同格定语，Compositus 是同格定语。 9. Aqua Armeniacae Dulcis。Armeniacae 是非同格定语，Dulcis 是同格定语。 10. Recipe 30 millilitra Syrupi Codeini Phosphatis。Syrupi、Codeini 、Phosphatis 是非同格定语。

试卷(四)

一、单项选择题

1. D 2. A 3. B 4. D 5. B 6. D 7. C 8. B 9. B 10. C

二、填空题

1. Acidum，形容词 2. 单数主格，单数属格 3. [dʒ]，[g]

4. 法定处方，协定处方，医疗处方 5. 名词，形容词

三、名词解释

1. 非同格定语：名词属格形式作定语修饰另一名词。变格时不随修饰名词的变化而变化。
2. 异名：每个植物只有一个学名，按照植物命名法中的优先率选用最早合格发表的名称为其学名，其他的名称即为异名。
3. 重音：单词中读音长而重的音节。
4. 前记：记载患者姓名、性别、年龄以及门诊号、科别、处方开写日期等。
5. 处方：医师根据病情需要为病人开写的处方，也是药剂人员发药、配药的书面文件和病人取药的书面凭证。

四、判断改错题

1. (√) 2. (×) 国名为阴性，某国人为阳性。 3. (×) Zinci Oxydum。

4. (√) 5. (×) Zingiberis Rhizoma Recens。

五、划分音节并标出重音

1. re-flé-xus 2. Li-qui-dám-bar 3. a-dre-na-lí-num 4. te-tra-cy-clí-num
5. dú-plex 6. am-mó-ni-um 7. a-spi-rí-num 8. sul-fa-gua-ni-dí-num
9. á-lo-ë 10. pí-lu-la

六、把下列单词变成单、复数各格形式

1. fructus, us, m. 词干：fruct-

格＼数	sing.	plur.
nom.	fructus	fruct-us
gen.	fruct-us	fruct-uum
acc.	fruct-um	fruct-us
abl.	fruct-u	fruct-ibus

2. Perilla, ae, f. 词干：Perill-

格＼数	sing.	plur.
nom.	Perilla	Perill-ae
gen.	Perill-ae	Perill-arum
acc.	Perill-am	Perill-as
abl.	Perill-a	Perill-is

3. glutamas, atis, m.　词干：glutamat-

格＼数	sing.	plur.
nom.	glutamatas	glutamat-es
gen.	glutamat-is	glutamat-um
acc.	glutamat-em	glutamat-es
abl.	glutamat-e	glutamat-ibus

4. talcum, i, n.　词干：talc-

格＼数	sing.	plur.
nom.	talcum	talc-a
gen.	talc-i	talc-orum
acc.	talc-um	talc-a
abl.	talc-o	talc-is

5. asper, era, erum 带刺的　词干：asper-

格＼数	sing.			plur.		
	m.	f.	n.	m.	f.	n.
nom.	asper	asper-a	asper-um	asper-i	asper-ae	asper-a
gen.	asper-i	asper-ae	asper-i	asper-orum	asper-arum	asper-orum
acc.	asper-um	asper-am	asper-um	asper-os	asper-as	asper-a
abl.	asper-o	asper-a	asper-o	asper-is	asper-is	asper-is

七、拉汉互译，如有定语请指出是同格定语或非同格定语

1. 复方软膏。Compositum 是同格定语。　2. 取颠茄酊。Belladonnae 是非同格定语。　3. 鱼肝油。Jecoris、Piscis 是非同格定语。　4. 苦杏仁。Armeniacae 是非同格定语，Amarum 是同格定语。　5. 甘草流浸膏。Glycyrrhizae 是非同格定语，Liquidum 是同格定语。　6. Capsulae Rubrae。Rubrae 是同格定语。　7. Pulvis pro Infantibus　8. Solve Syrupum in Aqua.　9. 1 millilitrum Aquae Camphorae。Aquae、Camphorae 是非同格定语
10. Recipe Tabellas Vitamini B_{12}。Vitamini 是非同格定语。

试卷(五)

一、单项选择题

1. A　2. C　3. B　4. C　5. B　6. D　7. A　8. A　9. D　10. B

二、填空题

1. 正根，负根　2. -is，-e　3. 完整处方，简单处方　4. [tʃ]，[k]　5. ēre-ĕre-īre。

三、名词解释

1. 动词的命令式：动词式中的一种，用来下命令或提出请求。
2. 不等音节名词：单数主格与单数属格的音节数不等的名词。
3. 标记：记载药物的使用方法和注意事项。
4. 法定处方：是国家药典和部颁标准收藏的处方，具有法律效力，适用于一定规模的生产和调配。
5. 不变化词类：前置词、副词、连接词、感叹词由于它们在形态上没有各种变化，因此被称为不变化词类。

四、判断改错题

1. (×) Recipe Oleum Menthae　2. (×) Tinctura Belladonnae Composita　3. (√)
4. (×) Argenti Nitras　5. (×) Ginkgo Semen。

五、划音节并标出重音

1. ó-pi-um　2. cá-te-chu　3. cí-tri-cus　4. rhi-zó-ma　5. a-can-tho-pá-nax
6. ná-tri-um　7. of-fi-ci-ná-lis　8. pí-lu-la　9. quá-dru-plex　10. pneu-mó-ni-a

六、把下列单词变成单、复数各格形式

1. rabies, ei, f.　词干：rabi-

格＼数	sing.	plur.
nom.	rabies	rabi-es
gen.	rabi-ei	rabi-erum
acc.	rabi-em	rabi-es
abl.	rabi-e	rabi-ebus

2. gutta, ae, f. 滴　词干：gutt-

格＼数	sing.	plur.
nom.	gutta	gutt-ae
gen.	gutt-ae	gutt-arum
acc.	gutt-am	gutt-as
abl.	gutt-a	gutt-is

3. fungus, i, m.　词干：fung-

格＼数	sing.	plur.
nom.	fungus	fung-i
gen.	fung-i	fung-orum
acc.	fung-um	fung-os
abl.	fung-o	fung-is

4. gummi, indecl. n.

格＼数	sing.	plur.
nom.	gummi	gummi
gen.	gummi	gummi
acc.	gummi	gummi
abl.	gummi	gummi

5. siccus, a, um　词干：sicc-

格＼数	sing.			plur.		
	m.	f.	n.	m.	f.	n.
nom.	siccus	sicc-a	sicc-um	sicc-i	sicc-ae	sicc-a
gen.	sicc-i	sicc-ae	sicc-i	sicc-orum	sicc-arum	sicc-orum
acc.	sicc-um	sicc-am	sicc-um	sicc-os	sicc-as	sicc-a
abl.	sicc-o	sicc-a	sicc-o	sicc-is	sicc-is	sicc-is

七、拉汉互译，如有定语请指出是同格定语或非同格定语

1. 加薄荷油。Menthae 是非同格定语。
2. 复方洋金花注射液。Floris、Daturae 是非同格定语，Composita 是同格定语。
3. 甜杏仁水。Armeniacae 是非同格定语，Dulcis 是同格定语。
4. 磷酸可待因片。Codeini、Phosphatis 是非同格定语。
5. 疥疮软膏。Scabiei 是非同格定语。
6. Oculentum Chloramphenicoli。Chloramphenicoli 是非同格定语。
7. Capsulae Viamini A et D。Viamini 是非同格定语。
8. Solve in Mistura Alba。Alba 是同格定语。

9. Aqua Destillata Recens。Destillata 、Recens 是同格定语。
10. Recipe Misturam Glycyrrhizae Compositam. Glycyrrhizae 是非同格定语, Compositam 是同格定语。

试卷(六)

一、单项选择题

1. C　2. A　3. B　4. C　5. D　6. B　7. C　8. A　9. A　10. D

二、填空题

1. Acidum, Hydrochloricum　2. 重要凭证,法律　3. 性,数,格　4. 变化,词尾
5. 单

三、名词解释

1. 上记:即缩写词 Rp. ,是动词取的命令式 Recipe 的缩写。
2. 不变格名词:大都为外来词汇,均没有数和格的变化,均为中性名词。
3. 等音节名词:单数主格与单数属格音节数相等的名词。
4. 植物学名命名法:植物的学名采用林奈的"双名法":属名+种加词+定名人。
5. 双辅音字母:由两个辅音字母组成,共有 4 个:ch、ph、rh、th。

四、判断改错题

1. (√)　2. (×)　Misce, ut fiat Mistura.　3. (√)
4. (×)　Recipe Syrupum Aurantii.　5. (√)

五、划音节并标出重音

1. am-púl-la　2. cí-tri-cus　3. stó-ma-chus　4. ar-té-ri-a　5. me-di-ca-mén-tum
6. men-thó-lum　7. bá-ri-um　8. cé-re-brum　9. rá-mu-lus　10. ta-bél-la

六、把下列单词变成单、复数各格形式

1. bulbus, i, m.　词干:bulb-

数 / 格	sing.	plur.
nom.	bulbus	bulb-i
gen.	bulb-i	bulb-orum
acc.	bulb-um	bulb-os
abl.	bulb-o	bulb-is

2. auris, is, f.　词干:aur-

数 / 格	sing.	plur.
nom.	auris	aur-es
gen.	aur-is	aur-ium
acc.	aur-em	aur-es
abl.	aur-e	aur-ibus

3. radix, icis, f.　词干:radic-

数 / 格	sing.	plur.
nom.	radix	radic-es
gen.	radic-is	radic-um
acc.	radic-em	radic-es
abl.	radic-e	radic-ibus

4. dies, ei, f. m.　词干:di-

数 / 格	sing.	plur.
nom.	dies	di-es
gen.	di-ei	di-erum
acc.	di-em	di-es
abl.	di-e	di-ebus

5. liquidus, a, um　词干：liquid-

格＼数	sing.			plur.		
	m.	f.	n.	m.	f.	n.
nom.	liquidus	liquid-a	liquid-um	liquid-i	liquid-ae	liquid-a
gen.	liquid-i	liquid-ae	liquid-i	liquid-orum	liquid-arum	liquid-orum
acc.	liquid-um	liquid-am	liquid-um	liquid-os	liquid-as	liquid-a
abl.	liquid-o	liquid-a	liquid-o	liquid-is	liquid-is	liquid-is

七、拉汉互译，如有定语请指出是同格定语或非同格定语

1. Syrupus Rubrus。Rubrus 是同格定语。
2. 三七。Notoginseng 是非同格定语。
3. Arisaema cum Bile
4. 加蒸馏水。Destillatam 是同格定语。
5. 麻黄片。Ephedrae 是非同格定语。
6. 磷酸可待因。Codeini 是非同格定语。
7. 取 100ml 鱼肝油乳剂。Emulsionis、Olei、Jecoris、Piscis 是非同格定语。
8. Adde Aquam.
9. Recipe 2 millilitra Injcetionis Morphini et Atropini. Injcetionis、Morphini、Atropini 是非同格定语。
10. Recipe Extractum Polygalae Liquidum. Polygalae 是非同格定语，Liquidum 是同格定语。

试卷(七)

一、单项选择题

1. A　2. C　3. D　4. B　5. B　6. C　7. D　8. A　9. C　10. A

二、填空题

1. 753, 476　2. 前记，上记，中记，下记，标记，后记。　3. 总量，单量。

三、名词解释

1. 双元音字母：由两个元音字母组成，有 4 个：ae，oe，au，eu。
2. 清辅音字母：发音时不振动声带的辅音。
3. 第三变格法形容词：第二类形容词基本上按第三变格法名词的词尾变格，称第三变格法形容词。
4. 格：用来表示名词在词组或句子中与其他词汇的关系的一种语法概念。
5. 词尾：表达词与词之间关系的可变化的部分。

四、判断改错题

1. (×)　Adde Glucosum.　2. (×)　Misce, ut fiat Mistura.　3. (√)　4. (√)
5. (√)

五、划音节并标出重音

1. cór-tex　2. in-jéc-ti-o　3. pí-scis　4. rá-bi-es　5. pe-ríl-la
6. ró-sa　7. mén-tha　8. mil-ti-or-rhí-za　9. san-gui-sór-ba　10. of-fi-ci-ná-le

六、把下列单词变成单、复数各格形式

1. pilula,ae,f. 丸剂　词干:pilul-

数 / 格	sing.	plur.
nom.	pilula	pilul-ae
gen.	pilul-ae	pilul-arum
acc.	pilul-am	pilul-as
abl.	pilul-a	pilul-is

2. nervus,i,m. 叶脉　词干:nerv-

数 / 格	sing.	plur.
nom.	nervus	nerv-i
gen.	nerv-i	nerv-orum
acc.	nerv-um	nerv-os
abl.	nerv-o	nerv-is

3. dens,dentis,m. 牙齿　词干:dent-

数 / 格	sing.	plur.
nom.	dens	dent-es
gen.	dent-is	dent-ium
acc.	dent-em	dent-es
abl.	dent-e	dent-ibus

4. tinctus,us,m. 染料　干:tinct-

数 / 格	sing.	plur.
nom.	tinctus	tinct-us
gen.	tinct-us	tinct-uum
acc.	tinct-um	tinct-us
abl.	tinct-u	tinct-ibus

5. sinicus,a,um 中国的　词干: sinic-

数 / 格	sing.			plur.		
	m.	f.	n.	m.	f.	n.
nom.	sinicus	sinic-a	sinic-um	sinic-i	sinic-ae	sinic-a
gen.	sinic-i	sinic-ae	sinic-i	sinic-orum	sinic-arum	sinic-orum
acc.	sinic-um	sinic-am	sinic-um	sinic-os	sinic-as	sinic-a
abl.	sinic-o	sinic-a	sinic-o	sinic-is	sinic-is	sinic-is

七、拉汉互译,如有定语请指出是同格定语或非同格定语

1. ante meridiem　2. 鹿角。Cervi 是非同格定语。　3. Rhei Radix et Rhizoma 。Rhei 是非同格定语。　4. 蒸馏水。Destillata 是同格定语。　5. Recipe Extractum Polygalae. Polygalae 是非同格定语。　6. 氯化钠注射液。Natrii、Chloridi 是非同格定语。　7. Capsulae Vitamini A et D 。Vitamini 是非同格定语。　8. 在水中溶解葡萄糖。　9. per os　10. 取甘草丸。Glycyrrhizae 是非同格定语。

试卷(八)

一、单项选择题

1. B　2. A　3. D　4. C　5. A　6. C　7. D　8. B　9. A　10. B

二、填空题

1. a, e, i, o, u, y。　2. 印欧,意大利。　3. 假定式,医师。

三、名词解释

1. 变化词类:动词、名词、形容词、代词、数词在形态上有变化,称变化词类。

2. 重音规则：单音节词无重读；双音节词的重音在倒数第二音节上；多音节词的重音，若倒数第二音节元音为长音即为重音，若为短音，则重音在倒数第三音节的元音上。
3. 第一、二变格法形容词：即第一类形容词，按第一和第二变格法名词的词尾变格。
4. 生物制品命名法：类别名（名词主格）+病名（名词属格或形容词）
5. 浊辅音字母：发音时振动声带的辅音。

四、判断改错题

1. (×) Adde Syrupum. 2. (√) 3. (√) 4. (×) Misce, ut fiat Pilulae.
5. (√)

五、划音节并标出重音

1. grám-ma 2. de-cóc-tum 3. cy-no-mó-ri-um 4. cor-dá-tus 5. col-chi-cí-num
6. pal-má-tum 7. ma-gnó-li-a 8. tan-gú-ti-ca 9. al-ke-lén-gi 10. au-ri-cu-lá-tum

六、把下列单词变成单、复数各格形式

1. contagio, onis, f. 词干：contagion-

数 / 格	sing.	plur.
nom.	contagio	contagion-es
gen.	contagion-is	contagion-um
acc.	contagion-em	contagion-es
abl.	contagion-e	contagion-ibus

2. Cyperus, i, m. 词干：Cyper-

数 / 格	sing.	plur.
nom.	Cyperus	Cyper-i
gen.	Cyper-i	Cyper-orum
acc.	Cyper-um	Cyper-os
abl.	Cyper-o	Cyper-is

3. cucurbita, ae, f. 词干：cucurbit-

数 / 格	sing.	plur.
nom.	cucurbita	cucurbit-ae
gen.	cucurbit-ae	cucurbit-arum
acc.	cucurbit-am	cucurbit-as
abl.	cucurbit-a	cucurbit-is

4. facies, ei, f. 词干：faci-

数 / 格	sing.	plur.
nom.	facies	faci-es
gen.	faci-ei	faci-erum
acc.	faci-em	faci-es
abl.	faci-e	faci-ebus

5. haustus, us, m. 词干：haust-

数 / 格	sing.	plur.
nom.	haustus	haust-us
gen.	haust-us	haust-uum
acc.	haust-um	haust-us
abl.	haust-u	haust-ibus

七、拉汉互译，如有定语请指出是同格定语或非同格定语

1. Aurantii Fructus。Aurantii 是非同格定语。 2. 外用。 3. Aqua pro Injectione。 4. 婴儿糖浆。 5. Oleum Jecoris Piscis。Jecoris、Piscis 是非同格定语。 6. 配制葡萄糖溶液。Glucosi 是非同格定语。 7. Tinctura Zingiberis。Zingiberis 是非同格定语。

8. 带根的草　9. Recipe Tabellas Andrographitis. Andrographitis 是非同格定语。　10. 饭后

试卷(九)

一、单项选择题

1. B　2. A　3. D　4. B　5. D　6. B　7. B　8. A　9. C　10. C

二、填空题

1. 官方语言　2. 构词词素,语法结构,词义　3. e, i, y, ae, oe, eu

三、名词解释

1. 元音字母:发音时气流由肺部呼出,通过口腔不受发音器官的阻碍,振动声带发出的语音。
2. 分析性语言:其语法结构特点为词与词之间的语法关系主要借助构形词与词序来表达。
3. 名词的格:用来表示名词在词组或句子中与其他词汇的关系的一种语法概念,通过不同的词尾表现。
4. 第三变格法等音节名词:单数主格与单数属格的音节数相等的第三变格法名词。
5. 单词的移行:当一个单词在上行书写不完,需移至下行书写,称单词的移行。应按音节的划分移行。

四、判断改错题

1. (×)　Unguentum Scabiei　2. (√)　3. (×)　Extractum Zingiberis　4. (√)
5. (√)

五、划音节并标出重音

1. em-plá-strum　2. gly-cyr-rhí-za　3. ún-cus　4. fó-li-um　5. ál-co-hol
6. do-xy-cy-clí-num　7. gen-tiá-na　8. e-múl-si-o　9. de-stil-lá-tus　10. ré-li-quus

六、把下列单词变成单、复数各格形式

1. mistura, ae, f.　词干 mistur-

数 / 格	sing.	plur.
nom.	mistura	mistur-ae
gen.	mistur-ae	mistur-arum
acc.	mistur-am	mistur-as
abl.	mistur-a	mistur-is

2. oculentum, i, n.　词干 oculent-

数 / 格	sing.	plur.
nom.	oculentum	oculent-a
gen.	oculent-i	oculent-orum
acc.	oculent-um	oculent-a
abl.	oculent-o	oculent-is

3. zingiber, eris, n.　词干:zingiber-

数 / 格	sing.	plur.
nom.	zingiber	zingiber-a
gen.	zingiber-is	zingiber-um
acc.	zingiber	zingiber-a
abl.	zingiber-e	zingib-ibus

4. spiritus, us, m.　词干:spirit-

数 / 格	sing.	plur.
nom.	spiritus	spirit-us
gen.	spirit-us	spirit-uum
acc.	spirit-um	spirit-us
abl.	spirit-u	spirit-ibus

5. scabies, ei, f.　词干：scabi-

格＼数	sing.	plur.
nom.	scabies	scabi-es
gen.	scabi-ei	scabi-erum
acc.	scabi-em	scabi-es
abl.	scabi-e	scabi-ebus

七、拉汉互译，如有定语请指出是同格定语或非同格定语

1. 经直肠　2. Tabellae Ephedrae。Ephedrae 是非同格定语。　3. 流浸膏。Liquidum 是同格定语。　4. Oleum pro Injectione　5. 甘草合剂。Glycyrrhizae 是非同格定语。
6. Recipe 10 millilitra Extracti Angelicae. Extracti、Angelicae 是非同格定语。　7. 叶和花
8. Injectio Morphini Hydrochloridi。Morphini、Hydrochloridi 是非同格定语。
9. 生姜。Zingiberis 是非同格定语，Recens 是同格定语。　10. S.：5ml. b. i. d. p. c.